四川省新闻出版局重点出版项目资金资助

CHI DE MINGBAI
CHI DE JIANKANG

吃得明白 吃得健康

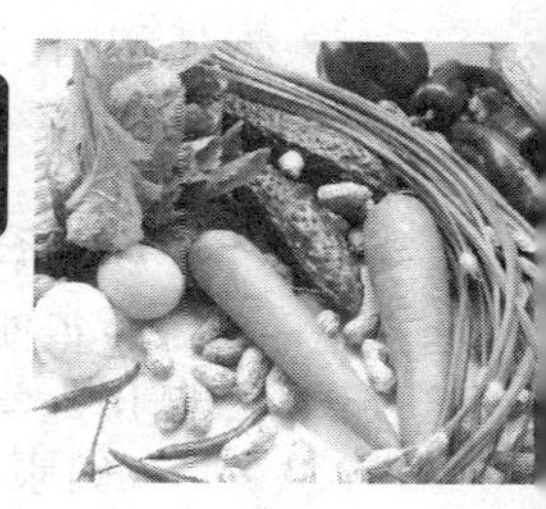

健康小卫士系列丛书二

◆策　划　朱辅华

主　编：李　云　朱辅华

编　者：李　云　许云娥　朱辅华

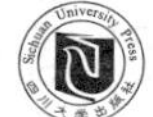
中国传媒大学出版社

四川大学出版社

责任编辑:朱辅华
特约编辑:唐明超
责任校对:张　宇
封面设计:李金兰
责任印制:王　炜

图书在版编目(CIP)数据

吃得明白　吃得健康 / 李云，朱辅华主编. —成都：四川大学出版社，2010.7
(健康小卫士系列丛书二)
ISBN 978-7-5614-4940-0

Ⅰ.①吃…　Ⅱ.①李…②朱…　Ⅲ.①食品营养-基本知识　Ⅳ.①R151.3

中国版本图书馆 CIP 数据核字（2010）第 143341 号

书名　吃得明白　吃得健康

主　　编　李　云　朱辅华
出　　版　中国传媒大学出版社
　　　　　四川大学出版社
地　　址　北京市朝阳区定福庄东街 1 号(100024)
发　　行　中国传媒大学出版社
书　　号　ISBN 978-7-5614-4940-0
印　　刷　郫县犀浦印刷厂
成品尺寸　148 mm×210 mm
印　　张　7
字　　数　137 千字
版　　次　2010 年 8 月第 1 版
印　　次　2013 年 10 月第 6 次印刷
定　　价　14.80 元

◆读者邮购本书,请与本社发行科联系。电 话:86-10-65450532/65450528　传真:010-65779405
邮政编码:100024
◆本社图书如有印装质量问题,请寄回出版社调换。
◆网址:www.cucp.com.cn/

前　言

中国有句古话，“民以食为天”。随着我国经济不断发展，人民生活条件不断改善，人民的生活水平也不断提高，早已过了只满足吃饱、吃好，而正在追求提高饮食质量，特别是吃得营养、吃得健康。

要想吃得营养、吃得健康，首先应了解自己所吃食物的营养成分及其对健康有何好处，以及食用注意事项，做到科学搭配饮食、均衡膳食营养，才能为自己的身体健康打下坚实的基础。

人们所吃的食物均出自农民朋友之手。可是广大群众却很少知道农民朋友种出来的各种食物含有什么营养成分，以及吃后对健康有什么好处。本书分粮食营养篇、食用油营养篇、鱼及肉类营养篇、禽蛋营养篇、蔬菜及豆制品营养篇、水果营养篇和坚果营养篇，用通俗易懂的语言、以问答的方式介绍一些日常生活中常见的各种粮、油、肉、蛋、蔬菜、水果及坚果等食物所含的营养成分和吃后对健康的好处，并对有的食物需要特别注意的事项加以强调，以期能帮助广大读者吃得明白、吃得营养、吃得健康。

读者朋友了解这些知识后若能做到科学搭配饮食、均衡膳食营养，吃出健康身体，为工作和学习打下坚实的身体基础，为国家建设和家人健康作出更大贡献，编者即感欣慰。

编　者
2010年3月于成都

主编简介

李　云　四川大学华西公共卫生学院教授，博士生导师，美国加利福尼亚大学（Davis）博士后，营养与食品卫生学博士，儿童与少年卫生学硕士，四川省卫生厅学术带头人，国家药物与食品监督局保健食品审评专家、国家卫生部健康相关产品审评专家和四川省保健食品GMP评审专家，中国食品科学技术学会功能食品分会理事，中国食品科学技术学会营养支持专业委员会委员，四川省营养学会理事。在国内外学术期刊发表论文30余篇，部分论文被SCI、CA等收录。主编、参编教材及专著数本。

朱辅华　四川大学出版社医学编辑室主任、副编审，医学学士。曾在省市报刊、电台发表医学科普等文章50余篇，发表学术论文十余篇，主编《养育一个天才》1本，参编《中华家庭医药宝典》、《孕妇指南——预防胎儿出生缺陷》、《增补小剂量叶酸预防神经管缺陷》、《食品营养与安全》、《小儿常见疾病的防治》等图书共计8本。责编图书荣获2003年度“四川图书奖”最佳奖、第二届“四川出版·图书奖”一等奖、“中国大学出版社图书奖首届优秀教材奖”一等奖和二等奖等。

目　录

粮食营养篇

食用油营养篇

鱼及肉类营养篇

禽蛋营养篇

蔬菜及豆制品营养篇

水果营养篇

坚果营养篇

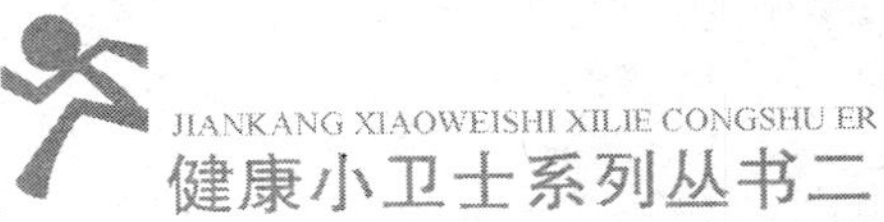

吃得明白　吃得健康

粮食营养篇

● 大米有什么营养

大米分籼米、粳米和糯米三类，既是淀粉源又是重要的蛋白源。大米含有丰富的糖类、磷和钾；还含有蛋白质、脂肪、膳食纤维、维生素 B_1（硫胺素）、烟酸（尼克酸）、维生素 E，以及矿物质钠、镁、钙、铁、铜、锌、锰、硒、碘等，能提供较全面的营养。其蛋白质的含量虽然比大麦、小麦、玉米和土豆低，但质量仅次于大豆，其必需氨基酸组成比小麦蛋白质、玉米蛋白质的必需氨基酸组成更接近世界卫生组织（WHO）认定的蛋白质氨基酸最佳配比模式。因此，大米是人类重要的粮食。

● 吃大米对健康有什么好处

中医学认为，大米具有补中益气、健脾养胃、益精强志、和五脏、通血脉、聪耳明目、止烦、止渴、止泻等功效，被誉为“五谷之首”。大米的各种营养素含量虽然不是很高，但是因吃的量大，也具有很高的营养功效，是补充营养素的基础食物。吃大米对健康有如下好处：

（1）大米是 B 族维生素的主要来源，是预防维生素 B_1 缺乏病（俗称脚气病）、消除口腔炎症等的重要食疗资源。

（2）大米含有丰富的糖类（碳水化合物），以葡萄糖、果糖、麦芽糖为主，易被消化吸收，能够被机体迅速氧化分解，在短时间内为机体提供热能。

（3）大米含有蛋白质，可为机体补充植物性蛋白质。

切记：过度碾磨、水洗、烹调时间长，特别是烹调中加

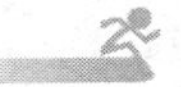

碱，都会造成维生素 B_1 的损失。

● 糙米有什么营养

糙米是稻谷除了外壳之外都保留的全谷粒，由皮层、糊粉层、胚乳和胚芽 4 部分组成。糙米含有脂肪、蛋白质、糖类、膳食纤维、维生素 B_1、维生素 B_2、维生素 B_{12}、维生素 C、维生素 E、叶酸、烟酸、生物素（维生素 H），以及矿物质钠、镁、钙、铁、铜、锌、锰、硒、碘等。其矿物质、B 族维生素（特别是维生素 B_1）、膳食纤维含量都比精米高。稻谷的维生素主要集中在糙米的皮层、糊粉层和胚芽中。糙米的糊粉层内含有较多的蛋白质和脂肪，碾米时，约有 20%的蛋白质和脂肪进入米糠中，特别是维生素 B_1 的损失最大。因此，大米碾得越精白，其营养价值就越低。一般 100 克糙米中含有维生素 B_1 约 0.35 毫克，而 100 克精米中仅含维生素 B_1 约 0.11 毫克。

● 吃糙米对健康有什么好处

中医学认为，糙米具有健脾养胃、补中益气、调和五脏、促进消化等功效。吃糙米除了具有吃精米的好处外，还有如下好处：

（1）糙米含有丰富的不饱和脂肪酸，具有降低血清胆固醇、保护心脏的作用，并有健脑功效。

（2）糙米含有丰富的膳食纤维，能促进胃肠蠕动，可抑制肠内毒素和致癌物质的产生和吸收，可防治便秘、结肠癌、痔疮等疾病；同时可减少脂肪的吸收，有利于减肥。

（3）糙米含有丰富的 B 族维生素，可调节新陈代谢、补充体力、消除疲劳、维持皮肤和肌肉的健康、增进免疫系统和神经系统的功能等。

（4）糙米含有丰富的生物素，可保护皮肤、黏膜、指甲的健康，还可防治动脉粥样硬化、脑卒中（俗称中风）、高脂血症、高血压、冠心病和血液循环障碍性疾病。

●黑米有什么营养

黑米是稻米中的珍品，素有“贡米”、“药米”、“长寿米”的美誉。黑米与普通稻米相比，不仅蛋白质的含量高，人体必需氨基酸齐全，还含有大量的天然黑米色素、多种微量元素和维生素，特别是含有丰富的铁、硒、锌、维生素 B_1、维生素 B_2 等。黑米中的膳食纤维含量十分丰富。

●吃黑米对健康有什么好处

中医学认为，黑米具有滋阴补肾、健脾暖肝、明目活血等功效。吃黑米对健康有如下好处：

（1）黑米的膳食纤维含量十分丰富，能促进胃肠蠕动，可防治便秘、结肠癌、痔疮等疾病；同时可减少脂肪的吸收，有利于减肥。

（2）黑米含有丰富的微量元素硒，能清除机体代谢产生的自由基，可延缓衰老、增强机体免疫力和防治癌症。

（3）黑米的皮层中含有大量的天然黑米色素。黑米色素为花青素类色素，具有很强的抗氧化性能和清除自由基的作用；还能维持血管的正常渗透压，减低血管的脆性，可防止血管破裂和止血。

(4) 黑米的维生素 E 含量非常丰富，可清除自由基、延缓衰老，提高机体免疫力，预防血管硬化、防止胆固醇沉积、减少心血管疾病的发生。

● 香米有什么营养

香米又名香禾米，含有丰富的蛋白质、糖类、铁和硒；还含有脂肪、膳食纤维、维生素 B_1、维生素 B_2、维生素 E、烟酸和芳香物质，以及矿物质钾、钠、钙、镁、磷、铜、锌、锰、碘等。其蛋白质及矿物质锌、铜、铁、硒、钙、锰的含量高于普通大米。

● 吃香米对健康有什么好处

中医学认为，香米具有补脾、健胃、清肺等功效。吃香米对健康有如下好处：

(1) 香米含有较多的芳香物质，能刺激食欲，可消除疲劳，对提高膳食的消化吸收率具有一定的促进作用。

(2) 香米含有丰富的人体必需氨基酸和多种维生素，以及锌、铜、铁、硒、钙、锰等矿物质，具有补血、延缓衰老、增强机体免疫力和防治癌症等作用。

● 小麦有什么营养

小麦，按播种季节分为冬小麦和春小麦，按麦粒质地分为硬质小麦和软质小麦，按麦粒颜色分为红小麦和白小麦等。小麦是人类最重要的粮食作物之一，全世界三分之一以上的人口以它为主食。在我国，小麦是北方人的主食。

小麦含有丰富的糖类、蛋白质、膳食纤维、磷和钾；还含有脂肪、维生素 B_1、维生素 B_2、维生素 B_6、维生素 E、胡萝卜素、烟酸、泛酸、叶酸、生物素，以及矿物质钙、镁、铁、锌、钠、铜、锰、硒等。其所含蛋白质虽然高于其他粮食（如大米、玉米、高粱和小米），但蛋白质中的氨基酸组成不平衡，赖氨酸、苏氨酸、异亮氨酸等必需氨基酸含量较低，所以小麦的营养价值较大米低。

根据加工精度的不同，小麦面粉分为全麦粉、标准粉和特制粉 3 种。全麦粉含膳食纤维较多，颜色深，口感差。标准粉基本消除了膳食纤维、植酸和灰分，但又不如特制粉的颜色好看、口感好，而消化吸收率也不及特制粉。特制粉又叫富强粉、精白粉，又分为特一粉和特二粉。但是，随着加工精度越高，营养价值越低。

● 吃小麦对健康有什么好处

中医学认为，小麦有养心益肾、清热止渴、调理脾肾等功效。面粉经加水揉成面团并放置一段时间后所形成的面筋，可以把发酵过程中产生的气体封存在面团中，使面粉中的植酸被酵母分解，从而提高对矿物质的吸收率。吃小麦对健康有如下好处：

（1）小麦含糖类约为 75%，是补充热能的重要来源。

（2）小麦含蛋白质约为 10%，是补充植物性蛋白质的重要来源。

（3）小麦含有较多的维生素 E，可清除自由基、延缓衰

老，提高机体免疫力，预防血管硬化、防止胆固醇沉积、减少心血管疾病的发生。

切记：①面食在高温（超过200摄氏度）烙、炸时，时间最好不要超过2分钟，否则会形成强致癌物杂环胺，吃后对身体有害。②油条和油馍筋中掺有明矾，而明矾含铝，不宜多吃，尤其是孕妇、儿童和老年人不宜吃。

●玉米有什么营养

玉米又名苞米、苞谷、棒子、玉蜀黍等，其品种有香玉米、甜玉米、糯玉米、黑玉米等，因有较高的营养价值，被称为世界上的“黄金作物”。玉米含有丰富的糖类、膳食纤维、磷脂酰胆碱（卵磷脂）、黄体素、玉米黄质、谷胱甘肽、钙、钾和磷；还含有蛋白质、脂肪、褪黑激素、胡萝卜素、叶黄素、维生素 B_1、维生素 B_2、烟酸、维生素C、维生素E，以及矿物质镁、钠、铁、锌、铜、锰、硒等。其膳食纤维的含量比大米高10倍。

特种玉米的营养价值要高于普通玉米。比如，甜玉米的蛋白质、植物油和维生素含量比普通玉米高1倍～2倍；微量元素硒的含量则高达8倍～10倍；其蛋白质的氨基酸组成中，有13种氨基酸高于普通玉米；其钙的含量几乎与奶制品的钙含量差不多。

此外，鲜玉米的水分、活性物、维生素等各种营养成分比干玉米高很多。因为在贮存过程中，玉米的营养物质含量会快速下降。

●吃玉米对健康有什么好处

中医学认为，玉米具有开胃、健脾、除湿、利尿、降压等功效。吃玉米对健康有如下好处：

（1）最近研究发现，玉米含有褪黑激素，能延缓衰老。

（2）玉米含有黄体素、玉米黄质，可预防老年黄斑性病变的产生。

（3）玉米含有长寿因子谷胱甘肽，在微量元素硒的参与下，可生成谷胱甘肽氧化酶，后者有延缓衰老等功效。

（4）玉米含胡萝卜素和叶黄素，具有抗氧化、清除自由基，增强机体免疫力等作用。

（5）玉米含有丰富的膳食纤维，能促进胃肠蠕动，可抑制肠内毒素和致癌物质的产生和吸收，可防治便秘、结肠癌、痔疮等疾病；同时可减少脂肪的吸收，有利于减肥。

（6）玉米含有大量的维生素 E，可清除自由基、延缓衰老，提高机体免疫力，预防血管硬化、防止胆固醇沉积、减少心血管疾病的发生。

（7）玉米含有丰富的不饱和脂肪酸，尤其是亚油酸高达60％以上，可降低血清胆固醇和预防冠状动脉粥样硬化性心脏病（以下简称冠心病）、动脉粥样硬化、高脂血症及高血压等疾病。

切记：①吃玉米时应把玉米粒的胚芽全部吃了，因胚芽含有许多营养物质。②玉米熟吃更佳，可获得营养价值更高的抗氧化剂活性。③玉米面加大豆粉，按 3：1 的比例混合吃，可提高营养价值。④以玉米为主食的人群容易发生癞皮病，主要是由于玉米中的烟酸为结合型，不能被人体利用，并且色氨酸含量也低。如果用碱处理玉米，可将结合型烟酸水解成游离型烟酸，易被机体利用；但加碱后又可造成其他维生素的破坏。

●小米有什么营养

小米又名粟、粟米。其品种很多，按米粒的性质可分为糯性小米和粳性小米；按谷壳的颜色可分为红色、黄色、白色、灰色、褐色、黑色等品种。其中红色、灰色者多为糯性，白色、黄色、褐色、黑色者多为粳性。

小米含有蛋白质、脂肪、胡萝卜素、糖类、膳食纤维、维生素 B_1、维生素 B_2、烟酸、维生素 E，以及矿物质钾、磷、镁、钙、铁、钠、锌、铜、锰、硒等。其蛋白质、脂肪的含量高于大米和小麦；维生素 B_1 的含量高于大米、小麦、玉米及高粱米；铁、锌、铜、镁的含量高于大米、小麦和玉米，但钙、磷的含量低于小麦和玉米。小米含有丰富的人体必需氨基酸而且比例协调，其蛋白质品质优于其他谷物。

●吃小米对健康有什么好处

中医学认为，小米具有清热解渴、健胃除湿、和胃安眠等功效。小米是产妇、幼儿及老人的滋补佳品。尤其是小米稀饭，有“代参汤”的美誉。吃小米对健康有如下好处：

（1）小米含的不饱和脂肪酸占脂肪酸总量的 85%，有益于防止动脉粥样硬化。

（2）小米含有丰富的维生素 B_1 和维生素 B_2，具有防止消化不良及口角炎、唇炎、舌炎等的功效，对预防和缓解心肌病有显著效果，并可增强机体免疫力。

（3）小米的钠含量较低而钾含量高，对肾脏病、高血压、体力衰弱、下肢水肿等病人有益。

（4）小米含维生素 E，可清除自由基、延缓衰老，提高机体免疫力，预防血管硬化、防止胆固醇沉积、减少心血管疾病的发生。

（5）小米含色氨酸，能促进机体内褪黑激素的分泌和转化，可调节睡眠、情绪、免疫、生殖和生物节律，具有催眠、保健、美容等作用。

●土豆有什么营养

土豆又名马铃薯、洋芋、山药蛋。由于土豆所含的人体必需营养素齐全，而且容易消化吸收，因此在法国被称为“地下苹果”，在欧美被誉为“第二面包”。

土豆含有丰富的淀粉、蛋白质、膳食纤维；还含有脂肪、维生素 B_1、维生素 B_2、烟酸、维生素 B_6、维生素 C、维生素 E，以及矿物质钾、磷、钙、镁、钠、铁、锌、铜、锰、硒、碘等。其蛋白质、糖类、维生素和铁的含量都明显高于大米、小麦及玉米；蛋白质的质量接近动物性蛋白质，容易被消化吸收；钾的含量比花菜、菠菜和香蕉都高。

●吃土豆对健康有什么好处

中医学认为，土豆具有和胃调中、益气健脾、强身益肾、消炎、活血、消肿等功效。吃土豆对健康有如下好处：

（1）土豆属低热能、低脂肪、多维生素和矿物质食物，且含有丰富的抗性淀粉，是理想的减肥食品。

（2）土豆含有丰富的钾，有助于机体细胞水和电解质平衡，维持正常血压和心脏功能，可预防心血管疾病，并可增强神经肌肉组织的正常兴奋性。肌无力者、食欲不振者、长期服用利尿剂或轻泻剂者多吃土豆，能够补充体内缺乏的钾。

（3）土豆含有特殊的黏蛋白，具有润肠和促进脂类代谢的作用，可防止动脉粥样硬化。

（4）土豆淀粉在体内吸收缓慢，不会导致血糖过高，是糖尿病病人的理想食疗蔬菜。

（5）土豆所含的膳食纤维质地柔软，对胃肠黏膜无刺激作用，有缓解胃痛、减少胃酸分泌的作用，可防治胃癌；还可减少脂肪的吸收，有利于减肥。

（6）有研究认为，好土豆含有少量的龙葵素（又称茄碱），对胃癌、直肠癌等有一定的抑制作用。

切记：①土豆皮发青或土豆生芽会产生大量龙葵素（比好土豆增加50倍以上），若发青面积较大或生芽较多，应丢弃土豆；若发青面积较小或生芽较少，可彻底将其挖掉后烹饪，以免龙葵素中毒。如果吃土豆口腔有发麻的感觉，说明土豆中的龙葵素含量较多，应停止食用。②土豆切开后容易氧化变黑，属正常现象，不会造成危害。③土豆片、土豆丝不要放在水中泡得太久，以免维生素等营养素流失太多。

● 红薯有什么营养

红薯又名红苕、甘薯、番薯、白薯、地瓜、山芋。其品种颇多，薯皮颜色有白色、淡黄色、黄色、红色、紫红色之分；肉色也有红色、黄色、杏黄色、紫红色之分。红薯含有丰富的淀粉、膳食纤维、胡萝卜素、维生素 B_1、维生素 B_2、烟酸、泛酸、维生素 B_6、叶酸、维生素 C、维生素 E、绿原酸、蛋白质、脂肪，以及矿物质钙、钾、铁、钠、镁、锌、铜、锰、硒等。其维生素 B_1 和维生素 B_2 的含量分别比大米高 6 倍和 3 倍；红薯含有丰富的赖氨酸，与大米、面粉混吃，可发挥蛋白质的互补作用，提高其营养价值。

● 吃红薯对健康有什么好处

中医学认为，红薯具有补虚乏、益气力、健脾胃、滋肾阴等功效。吃红薯对健康有如下好处：

（1）红薯含热能非常低，且含有丰富的膳食纤维和抗性淀粉，可作为减肥食物。红薯所含的大量不易被消化酶破坏的纤维素、水溶性膳食纤维果胶以及抗性淀粉，能让人有饱腹的感觉，可促进胃肠蠕动，防治便秘；减少脂肪的吸收，起到减肥作用；还能有效预防高血压、高血脂和高血糖。红薯的润肠通便作用对预防结肠癌等疾病亦有益。

（2）红薯（尤其是红心红薯和紫薯）含有丰富的胡萝卜素，具有抗氧化、清除自由基，增强机体免疫力等作用。

（3）红薯含有绿原酸，可抑制黑色素的产生，对保护皮肤、延缓衰老有一定作用。

(4) 美国生物学家发现，红薯含有去氢表雄酮，能防治结肠癌和乳腺癌。

(5) 红薯含有丰富的钾，有助于机体细胞水和电解质平衡，维持正常血压和心脏的功能，可预防心血管疾病，并可增强神经肌肉组织的正常兴奋性。

(6) 红薯含有大量黏蛋白，可增强机体免疫力，促进脂类代谢，防止动脉粥样硬化。

切记：①红薯含“气化酶”，吃后有时会发生胃部不适、吐酸水、腹胀、排气等现象。因此，一次不要吃得太多。②冷红薯的抗性淀粉增加，吃冷红薯容易产生胃腹不适。③烂红薯和发芽的红薯可使人中毒，不能吃。

●黄豆有什么营养

黄豆又名大豆，其蛋白质含量高达35%，可与动物性蛋白质比美，因而有“植物肉”和“绿色乳牛”的美誉，被称为“豆科植物之王”。

黄豆含有丰富的蛋白质、糖类、脂肪、膳食纤维、叶酸、钾、磷、镁、钙；还含有胡萝卜素、维生素E、维生素B_1、维生素B_2、烟酸、磷脂酰胆碱、异黄酮、多肽，以及矿物质铁、锌、锰、钠、铜、硒、碘等。其蛋白质含量不仅丰富，而且所含氨基酸也较全面，尤其含有丰富的赖氨酸，这正好弥补谷类赖氨酸不足的缺陷，从而提高机体对食物中蛋白质的合成和利用。

● 吃黄豆对健康有什么好处

中医学认为，黄豆具有健脾宽中、润燥消火、健身宁心、利大肠、治肿毒等功效。吃黄豆对健康有如下好处：

（1）黄豆含有大量容易被吸收的铁，对正在生长发育的儿童及缺铁性贫血病人有益。

（2）黄豆含有丰富的钙，可防止骨质疏松，促进骨骼发育，对小儿、老人的骨骼极为有利，并对神经衰弱者和体虚者大有好处。

（3）黄豆含有多肽，具有抗氧化，防治癌症，防治心脑血管病、糖尿病，调节和增强机体免疫力等功效。

（4）黄豆的脂肪含量为18%～20%，比动物性食物的脂肪含量少，并且主要为不饱和脂肪酸，胆固醇含量很低，同时含有丰富的亚麻酸和亚麻油烯酸，具有降低血清胆固醇和保护心、脑血管的作用。

（5）黄豆含有丰富的磷脂酰胆碱，能促进肝细胞再生，预防脂肪肝；可降低血清胆固醇，防治动脉粥样硬化、冠心病；促进大脑发育，增强记忆力，延缓衰老，消除疲劳；还有一定的美容作用。

（6）黄豆含有丰富的植物雌激素——大豆异黄酮，能降低血清胆固醇，可预防冠心病；可改善肠内钙的吸收，有效预防骨质疏松；可减轻女性更年期综合征症状；还可预防乳腺癌、结肠癌和前列腺癌的发生。

（7）黄豆含有丰富的叶酸，具有预防巨幼红细胞性贫血和胎儿神经管缺陷的功效，还可促进胎儿和儿童发育。

(8) 黄豆含有丰富的钾，有助于机体细胞水和电解质平衡，维持正常血压和心脏功能，可预防心血管疾病，并可增强神经肌肉组织的正常兴奋性。

(9) 现代研究认为，大豆皂苷具有降低胆固醇、抗血栓、抗氧化、抗自由基等功效。

切记：①豆浆一定要煮熟（开后还需煮几分钟），因为生豆浆中含有大量的皂苷，对黏膜有强烈的刺激作用，会使人产生恶心、呕吐、腹泻等症状；同时，黄豆中的抑肽酶（胰蛋白酶抑制剂）、脲酶、脂肪氧化酶、红细胞凝集素等抗营养因子或有害因子需被高温破坏后才不会对身体造成危害。②勿用生豆浆煮荷包蛋或煮蛋花，因为生豆浆中的抑肽酶与鸡蛋清中的黏蛋白相结合，会影响鸡蛋的营养吸收。若要同煮，可先将豆浆煮熟后再放入鸡蛋。③喝豆浆不要放红糖，因为红糖里的有机酸与豆浆中的蛋白质结合后，可产生变性沉淀物，破坏营养成分。④不要用保温瓶存放豆浆，因为在温度适宜的条件下，瓶内细菌会大量繁殖，使豆浆很快变质。⑤吃炒黄豆时，一定要将黄豆浸泡后再炒熟吃。因为黄豆中的抑肽酶等不能在干热条件下被分解，吃后会有害身体健康。⑥痛风病人不宜吃豆浆和豆制品，因为黄豆中含有丰富的嘌呤。

●绿豆有什么营养

绿豆又名青小豆、植豆，含有丰富的糖类、蛋白质、钾、磷、镁；还含有脂肪、胡萝卜素、膳食纤维、磷脂酰胆碱、磷脂酰乙醇胺、磷脂酸、维生素 B_1、维生素 B_2、烟酸、维生素E，以及矿物质钙、铁、钠、锌、锰、铜、硒等。

●吃绿豆对健康有什么好处

中医学认为，绿豆具有清热解暑、利尿通淋、解毒消肿等功效。绿豆汤是大家在夏天最喜欢喝的消暑饮料之一。吃绿豆对健康有如下好处：

（1）绿豆含有磷脂酰胆碱、磷脂酰乙醇胺和磷脂酸等，具有兴奋神经、增进食欲的作用，还有促进大脑发育，增强记忆力等作用。

（2）绿豆含低聚糖，经常吃绿豆类食品可改善肠道菌群，减少有害物质吸收，可预防癌症。

（3）绿豆能促进体内胆固醇在肝脏中分解成胆酸，并减少小肠对胆固醇的吸收，可降低血清胆固醇浓度。

（4）绿豆含多糖，具有降低血脂、增强机体免疫力、预防癌症等作用。

（5）绿豆含有丰富的钾，有助于机体细胞水和电解质平衡，维持正常血压和心脏功能，可预防心血管疾病，并可增强神经肌肉组织的正常兴奋性。

切记：①熬绿豆汤时不要放明矾，否则会失去绿豆汤原有的清香风味，而且会破坏部分营养物质和增加重金属如铝的含量。②服中药特别是温补中药时不要吃绿豆类食品，以免降低药效。

●黑豆有什么营养

黑豆又名“乌豆”，含有较丰富的蛋白质、糖类、脂肪、

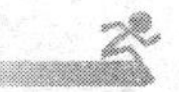

膳食纤维、钾、镁、钙；还含有胡萝卜素、维生素 B_1、维生素 B_2、烟酸、泛酸、维生素 B_{12}、胆碱，以及矿物质铁、锌、钠、锰、铜、硒等，并含有少量的大豆黄酮苷。其蛋白质的含量高达36%左右。黑豆皮含有果胶、乙酰丙酸、多种糖类和花青素。

● 吃黑豆对健康有什么好处

中医学认为，黑豆具有补肾强身、除湿利水、抗老延年等功效。吃黑豆对健康有如下好处：

（1）黑豆含有异黄酮类物质——大豆黄酮苷，具有雌激素样作用，能预防骨质疏松症、防癌和抗氧化。

（2）黑豆皮含有花青素，能清除体内自由基，能养颜美容、延缓衰老，还有降血压、预防癌症等作用。

（3）黑豆脂肪的不饱和脂肪酸含量达80%，吸收率高达95%以上，除能满足机体对脂肪的需要外，还有降低血清胆固醇的作用。

（4）黑豆含有丰富的B族维生素和维生素E，可补充体力、消除疲劳，清除自由基、延缓衰老，提高机体免疫力，预防血管硬化、防止胆固醇沉积、减少心血管疾病的发生。

● 红豆有什么营养

红豆又名赤豆、赤小豆、红饭豆、朱赤豆，含有丰富的糖类、蛋白质、胡萝卜素、钾、镁；还含有脂肪、膳食纤维、维生素 B_1、维生素 B_2、烟酸、维生素E，以及矿物质钙、铁、锌、铜、钠、锰、硒、碘等。

● 吃红豆对健康有什么好处

中医学认为，红豆具有滋补强壮、健脾养胃、利水除湿、清热解毒、通乳汁和补血等功效。吃红豆对健康有如下好处：

（1）红豆含有丰富的蛋白质和矿物质，可增强机体免疫力。

（2）红豆含有丰富的镁，对肌肉的收缩和体温具有调节作用。

（3）红豆含有丰富的钾，有助于机体细胞水和电解质平衡，维持正常血压和心脏功能，可预防心血管疾病，并可增强神经肌肉组织的正常兴奋性。

（4）红豆含有丰富的胡萝卜素，具有抗氧化、清除自由基，增强机体免疫力等作用。

（5）红豆含有膳食纤维，有良好的润肠通便、降血脂、调节血糖等作用。

切记：红豆与相思豆十分相似，烹饪时千万不要搞错了，否则会中毒。

● 芸豆有什么营养

芸豆又名菜豆，其干豆粒含有丰富的糖类、蛋白质、膳食纤维、钾、磷、钙、镁；还含有脂肪、胡萝卜素、维生素 B_1、维生素 B_2、烟酸、维生素 E，以及矿物质铁、锌、锰、钠、铜、硒等。

●吃芸豆对健康有什么好处

中医学认为，芸豆具有温中下气、利肠胃、止呃逆、益肾补元气等功效。吃芸豆对健康有如下好处：

（1）芸豆是一种难得的高钾、高镁、低钠食品，适合心脏病、动脉粥样硬化、高血脂、低钾血症和忌盐病人吃。

（2）芸豆含有皂苷、尿毒酶和多种球蛋白等独特成分，具有增强机体免疫力、激活 T 淋巴细胞、促进脱氧核糖核酸合成的作用，并对癌细胞有抑制作用。

（3）芸豆含有丰富的膳食纤维，能促进胃肠蠕动，可抑制肠内毒素和致癌物质的产生和吸收，可防治便秘、结肠癌、痔疮等疾病；同时可减少脂肪的吸收，有利于减肥。

切记：生芸豆中含有大量的抑肽酶、红细胞凝集素和皂苷，必须在高温下才能被破坏，若食用半生半熟的芸豆会引起中毒。所以芸豆必须煮熟煮透，才能避免芸豆中毒。

●胡豆有什么营养

胡豆又名蚕豆、马齿豆、佛豆，含有丰富的糖类、蛋白质、钾和磷；还含有脂肪、膳食纤维、维生素 B_1、维生素 B_2、烟酸、叶酸、维生素 C、维生素 E、胆碱，以及矿物质钠、镁、钙、锌、铁、铜、锰、硒等。其蛋白质含量仅次于黑豆、青豆和黄豆，高于豌豆、绿豆、扁豆和红豆；维生素含量高于大米和小麦。

● 吃胡豆对健康有什么好处

中医学认为，胡豆具有益气健脾、利湿消肿、止血解毒等功效。吃胡豆对健康有如下好处：

（1）胡豆所产生的热能比其他豆类低，且含有丰富的蛋白质和膳食纤维，具有延缓动脉粥样硬化、降低血清胆固醇、促进胃肠蠕动等作用，对需要减肥及患高血脂、高血压等心血管疾病的病人是一种很好的食品。

（2）胡豆含有丰富的胆碱，具有健脑作用，可增强记忆力。

（3）胡豆含有钙、锌、锰、磷脂，有助于调节大脑和神经组织。

（4）胡豆含有丰富的叶酸，具有预防巨幼红细胞性贫血和胎儿神经管缺陷的功效，还可促进胎儿和儿童发育。

（5）英国科学家研究发现，胡豆中的植物血凝素可以促进肠壁癌细胞的分化，阻止甚至逆转肠癌的发展。

切记：①胡豆不宜生吃，不可多吃，以防腹胀、伤脾胃。②胡豆含有巢菜碱苷等化学物质，体内缺乏葡萄糖-6-磷酸脱氢酶的人吃胡豆后会产生不同程度的急性溶血，出现黄疸、恶心、呕吐、腹痛、腹泻、头昏、头痛、浑身软弱、血尿、发热及贫血等表现，也就是人们通常所说的“胡豆黄”。严重者吸入胡豆花粉亦会发病。

● 豌豆有什么营养

豌豆又名毕豆、冬豆、麦豆、寒豆等。豌豆含有丰富的

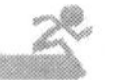

糖类、蛋白质、膳食纤维、胡萝卜素、叶酸、钾、磷、镁等；还含有脂肪、维生素 B_1、维生素 B_2、烟酸、维生素 E，以及矿物质铁、钙、钠、锌、锰、铜、硒、碘等。其蛋白质的氨基酸组成中赖氨酸含量较丰富。鲜豌豆和干豌豆在营养价值上各有优势。

●吃豌豆对健康有什么好处

中医学认为，豌豆具有理中益气、补肾健脾、和五脏、生精髓、除烦止渴等功效。吃豌豆对健康有如下好处：

（1）豌豆含止杈素、赤霉素和植物凝集素等，具有增强新陈代谢的作用。

（2）豌豆是铁和钾的较好来源，常吃对缺铁性贫血和血钾低的病人有好处。

（3）豌豆含有较多的叶酸，具有预防巨幼红细胞性贫血和胎儿神经管缺陷的功效，还可促进胎儿和儿童发育。

（4）豌豆含有丰富的赖氨酸，可以提高机体对食物中蛋白质的合成和利用，从而促进儿童生长发育和调节新陈代谢等。

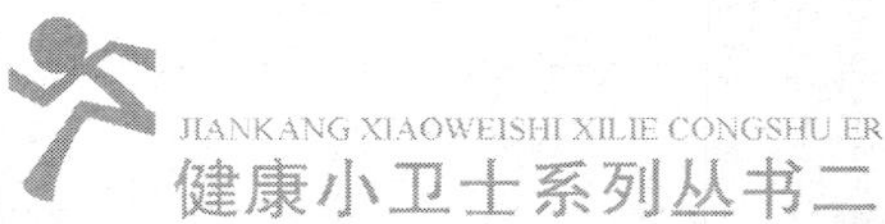

吃得明白　吃得健康

食用油营养篇

● 菜子油有什么营养

菜子油又名菜油、清油，是一种以油菜子为原料经过榨取或浸制而生产的油脂。菜子油的脂肪酸构成比为6%的饱和脂肪酸与94%的不饱和脂肪酸。但其芥酸的含量高达31%～55%，油酸为14%～19%、亚油酸为12%～24%、亚麻酸为1%～10%、花生四烯酸为0.4%～1.0%。此外，菜子油还含有蛋白质、维生素E、磷脂等。

芥酸是一种对身体有害的脂肪酸，不容易消化吸收，大量食入后会造成血管壁增厚，并形成心肌脂肪堆积。此外，菜子油中人体必需脂肪酸——亚油酸的含量较低，且脂肪酸的构成不平衡，所以其营养价值比一般植物油低。

目前，我国在试种一种芥酸含量低于5%的“双低”（芥酸和饼粕硫苷含量低）油菜。用“双低”油菜子制取的油则称为“双低”菜子油。“双低”菜子油的单不饱和脂肪酸（油酸）含量高达61%，仅次于油酸含量最高的橄榄油（75%）。“双低”菜子油大大降低了芥酸含量，从而显著提高了菜子油的有益营养成分，尤其是亚油酸和亚麻酸含量大大提高，其亚麻酸含量高达5%～14%。

● 吃菜子油对健康有什么好处

中医学认为，菜子油具有润燥杀虫、散火丹、消肿毒等功效。吃菜子油对健康有如下好处：

（1）菜子油几乎不含胆固醇，因此吃后不用担心血清胆固醇升高。

(2) 菜子油含磷脂，对软化血管和促进大脑、神经的发育十分重要。

(3) 菜子油所含的亚油酸、亚麻酸等不饱和脂肪酸及维生素 E 等能很好地被吸收，具有延缓衰老等功效。“双低”菜子油的亚麻酸含量较高，在体内可衍生为二十二碳六烯酸(DHA，俗称脑黄金)，可促进儿童大脑和视网膜发育。

切记：非“双低”菜子油芥酸的含量特别高，但加热可被破坏，故不宜生吃；冠心病、高血压病人应当注意少吃。

● 大豆油有什么营养

大豆油是以大豆为原料生产的油脂，其脂肪酸构成比为15%的饱和脂肪酸与85%的不饱和脂肪酸。其中亚油酸的含量高达50%～60%，油酸为22%～30%、棕榈酸为7%～10%、亚麻酸为5%～9%、硬脂酸为2%～5%、花生酸为1%～3%。此外，大豆油还含有大量的维生素 E、维生素 D、胡萝卜素、磷脂酰胆碱等。

● 吃大豆油对健康有什么好处

中医学认为，大豆油具有驱虫、润肠、去腐生肌等功效。吃大豆油对健康有如下好处：

(1) 大豆油含丰富的一般油脂少有的磷脂酰胆碱，能促进肝细胞再生，预防脂肪肝；可降低血清胆固醇，防治动脉粥样硬化、冠心病；促进大脑发育，增强记忆力，延缓衰老，消除疲劳；还有一定的美容作用。

(2) 大豆油含有大量的维生素 E、维生素 D，可清除自由基、延缓衰老，提高机体免疫力，预防血管硬化、防止胆固醇沉积、减少心血管疾病的发生，促进钙、磷的吸收，预防骨质疏松等。

（3）大豆油含有大量人体必需脂肪酸，尤其是亚油酸含量很高，亚麻酸含量亦较高，具有显著降低血清胆固醇和预防心血管疾病等功效，还可促进儿童生长发育、健脑益智。

● 玉米油有什么营养

玉米油又名玉米胚芽油、粟米油，以玉米胚芽为原料，压榨后经过脱酸、脱胶、脱臭、脱蜡等工艺精制而成。玉米油是一种高品质的食用植物油，不含胆固醇。其脂肪酸构成比为14％的饱和脂肪酸与86％的不饱和脂肪酸，其中油酸为20％～42％，亚油酸为34％～65％。玉米油还含有丰富的维生素E、维生素D、谷固醇（谷甾醇）、磷脂和糖类等。

玉米油的脂肪酸结构具有较强的稳定性，因而比其他油的保质期长。

● 吃玉米油对健康有什么好处

中医学认为，玉米油具有补中益气、养心宁神等功效。吃玉米油对健康有如下好处：

（1）玉米油含有丰富的维生素E，可清除自由基、延缓衰老，提高机体免疫力，预防血管硬化、防止胆固醇沉积、减少心血管疾病的发生。

（2）玉米油含有较多的不饱和脂肪酸，尤其是必需脂肪酸亚油酸的含量高，具有降低血清胆固醇和预防心血管疾病

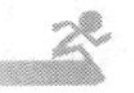

等作用。

（3）玉米油不含胆固醇，还能抑制肠道对胆固醇的吸收，可降低血清胆固醇和保护心脑血管。

（4）玉米油含谷固醇和磷脂，具有滋养皮肤和延缓衰老的功效，能提高肌肉和心血管系统的功能，可增强机体免疫力。

● 葵花籽油有什么营养

精炼葵花籽油属于低脂油类，其脂肪酸的构成受气候条件的影响。寒冷地区生产的葵花籽油油酸的含量约为15%、亚油酸约为70%；温暖地区生产的葵花籽油油酸的含量约为65%、亚油酸约为20%。此外，葵花籽油还含有大量的维生素E、磷脂酰胆碱、胡萝卜素和少量的亚麻酸等，而且维生素E的含量比一般植物油高。葵花籽油不含芥酸、胆固醇等。

● 吃葵花籽油对健康有什么好处

中医学认为，葵花籽油具有开胃、润肺、补虚、美容、降血脂等功效。吃葵花籽油对健康有如下好处：

（1）葵花籽油含有丰富的维生素E，可清除自由基、延缓衰老，提高机体免疫力，预防血管硬化、防止胆固醇沉积、减少心血管疾病的发生。

（2）葵花籽油含有大量的胡萝卜素，具有抗氧化、清除自由基，增强机体免疫力等作用。

（3）葵花籽油含有丰富的人体必需的不饱和脂肪酸——

亚油酸，还含有亚麻酸，有助于儿童的生长发育，能健脑益智；有助于降低血清胆固醇、血压、血脂，防治心脑血管疾病等。

● 花生油有什么营养

花生油是以花生米为原料生产的油脂，含有人体所需42种营养素中的37种，尤其含有丰富的维生素E、维生素K、维生素B_1、维生素B_2、叶酸、磷脂酰胆碱、固醇、麦胚酚、胆碱、白藜芦醇等。花生油的脂肪酸构成比为79％的不饱和脂肪酸（41.2％的油酸、37.8％的亚油酸和花生四烯酸）与21％的饱和脂肪酸（软脂酸、硬脂酸和花生酸等）。

● 吃花生油对健康有什么好处

中医学认为，花生油具有健脾润肺、解积食、驱肠虫等功效。吃花生油对健康有如下好处：

（1）花生油的锌含量是食用油中最高的，可补充儿童生长发育必需的微量元素锌，有利于儿童的大脑发育。

（2）花生油含有白藜芦醇与β-谷固醇，能抑制胆固醇的吸收，促进胆固醇的降解代谢，具有防治冠心病、动脉粥样硬化，以及肠癌、前列腺癌和乳腺癌等功效。

（3）花生油含有丰富的单不饱和脂肪酸——油酸和人体必需脂肪酸——亚油酸，具有降血压、血清胆固醇，预防心血管疾病的作用。

（4）花生油含有的植物固醇、麦胚酚、磷脂、维生素

E，可保护血管壁，防止血栓形成，有助于预防动脉粥样硬化、冠心病和皮肤皲裂老化等。

（5）花生油含磷脂酰乙醇胺（脑磷脂）、磷脂酰胆碱（卵磷脂）和胆碱，可有效改善大脑记忆力，具有延缓脑功能衰退和机体细胞衰老的功能。因而花生油是中老年人理想的食用油之一。

● 芝麻油有什么营养

芝麻油又名麻油、香油，被誉为动脉血管的清道夫。芝麻油有普通芝麻油、机榨芝麻油和小磨香油之分，是以芝麻为原料制取的油脂。芝麻油含有特别丰富的维生素 E 和比较丰富的亚油酸。其脂肪酸的构成比为 16%的饱和脂肪酸与 84%的不饱和脂肪酸。不饱和脂肪酸中油酸为 35%～49.4%、亚油酸为 37.7%～48.4%、花生四烯酸为 0.4%～1.2%。芝麻油还含有独特的芝麻酚，以及维生素 B_1、维生素 B_2、烟酸、蛋白质、脂肪、糖类、磷脂酰胆碱等。

芝麻油含有较多的不皂化物——固醇、芝麻酚、芝麻酚林和芝麻素，因此很稳定。芝麻酚是一种天然抗氧化剂，这是其他植物油所没有的。

● 吃芝麻油对健康有什么好处

中医学认为，芝麻油具有补血、润肠、通乳、养发、补虚劳、润肌肤等功效。吃芝麻油对健康有如下好处：

（1）芝麻油含有丰富的维生素 E 和芝麻酚，具有很好的抗氧化功能，能延缓衰老、延年益寿。

（2）芝麻油含有芝麻素，具有抗高血压、降低血清胆固醇、抑制皮肤癌等作用。

（3）芝麻油含有丰富的磷脂酰胆碱，能促进肝细胞再生，预防脂肪肝；可降低血清胆固醇，防治动脉粥样硬化、冠心病；促进大脑发育，增强记忆力，延缓衰老，消除疲劳；还有一定的美容作用。

（4）芝麻油含有丰富的油酸、亚油酸、亚麻酸、花生四烯酸等不饱和脂肪酸，能促进胆固醇代谢，有助于消除动脉血管壁上的沉积物，有效阻止动脉粥样硬化，可预防心血管疾病。孕妇食用，有利于胎儿神经系统和骨骼的发育。

（5）芝麻油具有润肠通便的作用，习惯性便秘病人早晚空腹喝一口香油，有较好疗效。

● 橄榄油有什么营养

橄榄油是一种以成熟的油橄榄鲜果为原料直接冷榨，油水自然分离后精炼而成的优良不干性油脂。它含有比任何植物油都要高的单不饱和脂肪酸（66%～85%）、丰富的脂溶性维生素（维生素D、E、K）、胡萝卜素、黄酮类物质，以及微量元素铁等，不含胆固醇。橄榄油所含的人体必需脂肪酸亚麻酸与亚油酸的比例正好是人体健康的合理比例，同人乳中的含量相似。

● 吃橄榄油对健康有什么好处

橄榄油被称为“美女之油”，具有消除面部皱纹，防止肌肤衰老，有护肤、护发和防治手足皲裂等功效。吃橄榄油

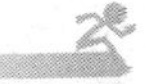

对健康有如下好处：

（1）橄榄油含有丰富的角鲨烯和不饱和脂肪酸，可增强机体免疫力，延缓衰老；还可有效保持皮肤弹性和润泽。

（2）橄榄油含黄酮类物质，可清除自由基，具有抑制细胞氧化、调节血脂、减少血栓、抗菌、消炎、降低血糖、护肝和预防癌症的作用。

（3）橄榄油含有丰富的单不饱和脂肪酸——油酸，只降低低密度脂蛋白胆固醇，能维持高密度脂蛋白胆固醇的平衡浓度，减少心血管疾病的发生。

切记：橄榄油营养价值高但不能长期而不间断地食用，把橄榄油与其他食用油混合或多种食用油轮换食用更有利于身体健康。

●什么叫色拉油

色拉油俗称凉拌油、沙拉油，是将毛油经脱胶、脱酸、脱色、脱臭、脱蜡、脱脂等工序精炼加工而成的精制食用油，可生吃，因特别适用于西餐“色拉”凉拌菜而得名。色拉油色泽淡黄、澄清透明、无气味、口感好，烹饪时不起沫、少油烟，不含黄曲霉素和胆固醇。目前，市场上销售的色拉油有大豆色拉油、菜子色拉油、葵花籽色拉油和米糠色拉油等。

色拉油，根据其原料和制作方式，其营养成分和营养价值各不相同。

● 什么叫调和油

调和油又名高合油，是根据使用需要，将两种或两种以上的精炼油脂按比例调配制成的食用油。

调和油一般选用精炼大豆油、菜子油、花生油、葵花籽油、棉籽油等为主要原料，配制精炼米糠油、玉米油、油茶籽油、红花籽油、小麦油等特种油脂。其加工工序是：根据营养要求，选择两种或两种以上的精炼油，将饱和脂肪酸、单不饱和脂肪酸与多不饱和脂肪酸按一定比例调和而成。目前，市场上销售的调和油主要有以下 4 大类：

（1）营养调和油（亚油酸调和油）：一般以葵花籽油为主，配以大豆油、玉米油和棉籽油，调至亚油酸的构成约为 60%、油酸约为 30%、软脂酸约为 10%。

（2）经济调和油，以菜子油为主，配以一定比例的大豆油，其价格比较低廉。

（3）风味调和油：将菜子油、棉籽油、米糠油与香味浓厚的花生油按一定比例调配成“轻味花生油”，或将前 3 种油与芝麻油按适当比例调和成“轻味芝麻油”。

（4）特种营养调和油：如在玉米油中加入亚麻籽油，或在其他基油中加入核桃油等，主要是提高亚麻酸的含量。

（5）煎炸调和油：用棉籽油、菜子油和棕榈油按一定比例调配，制成含芥酸低、脂肪酸组成平衡、起酥性能好、烟点高的煎炸调和油。

● 吃调和油对健康有什么好处

调和油含有丰富的亚油酸、亚麻酸、维生素E、维生素A、维生素D和符合食品要求的抗氧化剂，其各种脂肪酸比例是按人体营养与健康标准配制的，不仅香味好，而且营养丰富、均衡。因此，经常吃调和油可以促进机体新陈代谢，改善胃肠功能，增强机体免疫力，减少患各种疾病的概率。

● 猪油有什么营养

猪油又名大油、荤油，其色泽白或黄白，具有猪油的特殊香味。猪油含有多种脂肪酸，其中饱和脂肪酸的构成比为42%、单不饱和脂肪酸为48%、多不饱和脂肪酸为10%。猪油还含有较高的胆固醇和丰富的维生素A、维生素B_1、维生素B_2、维生素E、糖类。

● 吃猪油对健康有什么好处

中医学认为，猪油具有补虚、润燥等功效。吃猪油对健康有如下好处：

（1）猪油含有较多的饱和脂肪酸，能提供较高的热能。

（2）猪油所含的α-脂蛋白能延长寿命，这是植物油所缺乏的。

（3）猪油含有丰富的维生素A，具有防治眼干燥症、夜盲症、呼吸道感染及皮肤干燥等作用。

（4）猪油所含的胆固醇是机体制造类固醇激素、肾上腺皮质激素、性激素以及合成维生素A和维生素D的原料，是儿童生长发育需要的营养素。

切记：猪油的胆固醇与饱和脂肪酸含量较高，不要吃得太多，否则容易引起高血脂、脂肪肝、动脉粥样硬化、肥胖症等疾病。

●牛油有什么营养

牛油又名牛脂，是黄牛、水牛或牦牛的脂肪油，为白色固体或半固体，具有牛油的特殊香味和膻味。精制后的牛油色泽黄白，质地细腻，故又名黄油。

牛油的脂肪酸构成，饱和脂肪酸高达61.5％，而单不饱和脂肪酸为34％，多不饱和脂肪酸仅为4.5％。牛油是维生素A的丰富来源，而且容易吸收。牛油还含有胆固醇、糖类、维生素D、维生素E、维生素K等。

●吃牛油对健康有什么好处

牛油属于高饱和脂肪酸油脂。吃牛油对健康有如下好处：

（1）牛油含月桂酸，具有抗细菌和抗霉菌的作用。

（2）牛油含糖化神经磷脂，具有抵御胃肠感染的作用。

（3）牛油含有丰富的胆固醇，对维持肠道健康、脑部和神经发育极为重要。

（4）牛油含有丰富的酪酸和共轭亚麻油，具有防治癌症的作用。

切记：牛油的胆固醇与饱和脂肪酸含量较高，不要吃得太多，原因同猪油。

● 鸡油有什么营养

鸡油是用鸡腹腔内的脂肪熬炼出来的油脂，其色泽浅黄透明，口感柔滑、细腻，具有鸡的天然香味和滋味，并在烹调中通常起着增香亮色的作用。鸡油主要含有大量脂肪、胆固醇、维生素 A、维生素 E 等。

● 吃鸡油对健康有什么好处

鸡油属于高饱和脂肪酸油脂，是较香的食用油之一。吃鸡油对健康有如下好处：

（1）鸡油含有维生素 A，具有防治眼干燥症、夜盲症、呼吸道感染及皮肤干燥等作用。

（2）鸡油含有维生素 E，可清除自由基、延缓衰老，提高机体免疫力，预防血管硬化、防止胆固醇沉积、减少心血管疾病的发生。

● 吃油为什么要多样化

在日常生活中，人们常吃的油有两种，即植物油和动物油。植物油含有大量的不饱和脂肪酸，基本不含胆固醇；而动物油含有大量的饱和脂肪酸和胆固醇。因此，这两种食用油对健康的作用是不一样的。何况不同的食用植物油或动物油的脂肪酸构成是不同的，必需脂肪酸的含量和营养特点也不同。

植物油所含的不饱和脂肪酸与机体的脂质代谢关系密切，是人体生理必需的。体内的脂肪酸要与胆固醇结合才能在体内进行正常的代谢，把附在血管壁上多余的胆固醇清除到体外，否则胆固醇就会在体内大量沉积，导致动脉粥样硬化、高血压、心脑血管疾病等的发生。虽然植物油中的不饱和脂肪酸可以降低血清胆固醇，但是它在降低“坏胆固醇”（低密度脂蛋白胆固醇）的同时，也降低了“好胆固醇”（高密度脂蛋白胆固醇）的含量，并且在体内容易被氧化，发生过氧化反应，产生对机体有害的自由基。自由基是目前认为引起衰老和癌症的重要物质。过多的自由基会加速衰老过程，而且还容易导致心脏病和癌症的发生。此外，长期吃大量植物油还会促使体内过氧化物的增加，从而影响维生素的吸收。

动物油除含有大量的饱和脂肪酸与胆固醇外，还含有较多的与儿童生长发育关系密切的维生素 A、维生素 D、维生素 K 等。此外，动物油还含有脂蛋白，具有延年益寿等功效。况且，胆固醇也是人类生命活动必不可少的脂肪类物质，它是机体细胞组成的基本元素之一，大多数激素及维生素 D 的合成离不开它。胆固醇能够维护、修复或再生细胞膜，同时还有助于食物的消化。动物油耐高温，比较稳定，不易发生氧化。所以，没有必要“谈胆固醇色变”，只有血清胆固醇浓度过高才需要限制胆固醇的摄入。

由此可见，吃油多样化才有益于身体健康。如果长期吃同一种油，会造成体内脂肪酸不平衡。脂肪酸一旦失去平衡可导致多种疾病，会严重危害身体健康。

世界卫生组织、联合国粮农组织和中国营养学会等权威机构推荐的人体膳食脂肪酸的完美比例为饱和脂肪酸：单不饱和脂肪酸：多不饱和脂肪酸等于1：1：1。中国营养学会根据中国人的具体情况，要求多不饱和脂肪酸中n－6系列（亚油酸）与n－3系列（亚麻酸）的比例为（4～6）：1最好。

我国居民从肉、蛋、奶等食物中摄取部分饱和脂肪酸，可以从坚果（如黑桃）中摄取部分n－3多不饱和脂肪酸（亚麻酸），以弥补食用油中脂肪酸不平衡的缺陷。

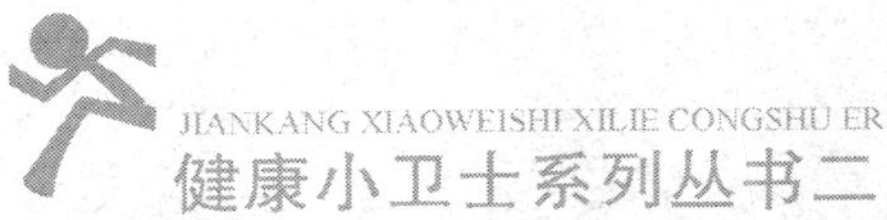

吃得明白　吃得健康

鱼及肉类营养篇

●鲫鱼有什么营养

鲫鱼含有丰富的蛋白质、维生素A、钙、硒；还含有脂肪、糖类、胆固醇、维生素B_1、维生素B_2、维生素E、烟酸，以及矿物质钾、钠、镁、磷、铁、锌、锰、铜等。其蛋白质不仅含量高（仅次于对虾），而且质优，赖氨酸的含量较高，且很容易被消化吸收。

●吃鲫鱼对健康有什么好处

中医学认为，鲫鱼具有补虚、温中下气、利水消肿等功效。吃鲫鱼对健康有如下好处：

（1）鲫鱼含有大量胶原蛋白，有养颜美容的作用。

（2）鲫鱼含有丰富的维生素、矿物质和氨基酸，可促进生长发育，并能增强机体免疫力。

（3）民间常给产妇喝鲫鱼汤（建议将鱼肉一起吃），起补虚、通乳催奶的作用。

（4）鲫鱼子含有丰富的蛋白质和维生素A，能补肝养目。

（5）鲫鱼脑含有丰富的磷酯酰胆碱和磷酯酰乙醇胺，有健脑益智的作用。

●鲤鱼有什么营养

鲤鱼含有丰富的蛋白质、维生素A、钙、硒；还含有胆固醇、脂肪、糖类、维生素B_1、维生素B_2、维生素E、烟酸，以及矿物质钾、钠、镁、磷、铁、锌、锰、铜、碘等。

●吃鲤鱼对健康有什么好处

中医学认为，鲤鱼具有止咳平喘、明目养肝、消水肿等功效。吃鲤鱼对健康有如下好处：

（1）鲤鱼含有大量胶原蛋白，有养颜美容的作用。

（2）鲤鱼所含脂肪多为不饱和脂肪酸，具有降低血清胆固醇的作用，可防治动脉粥样硬化和冠心病。

（3）鲤鱼含有丰富的优质蛋白质，人体消化吸收率可达96％，能供给人体必需的氨基酸。

（4）鲤鱼含有丰富的维生素A，具有防治眼干燥症、夜盲症、呼吸道感染及皮肤干燥等作用。

●草鱼有什么营养

草鱼含有丰富的蛋白质、维生素A、钙、硒、钾、碘；还含有脂肪、糖类、胆固醇、维生素B_1、维生素B_2、维生素E、烟酸，以及矿物质钠、镁、磷、铁、锌、锰、铜等。

●吃草鱼对健康有什么好处

中医学认为，草鱼具有平肝、祛风、治痹、截疟等功效。吃草鱼对健康有如下好处：

（1）草鱼含有丰富的不饱和脂肪酸，是心血管疾病病人的良好食物。

（2）草鱼含有丰富的微量元素硒，能清除机体代谢产生的自由基，可延缓衰老、增强机体免疫力和防治癌症。

（3）草鱼含有丰富的钾，有助于机体细胞水和电解质平衡，维持正常血压和心脏功能，可预防心血管疾病，并可增强神经肌肉组织的正常兴奋性。

（4）草鱼含有丰富的钙，有利于儿童骨骼生长，可预防骨质疏松。

●鲢鱼有什么营养

鲢鱼可分为白鲢鱼和花鲢鱼两种，花鲢又名大头鱼。鲢鱼含有丰富的蛋白质、维生素A、维生素D、钙、硒；还含有脂肪、糖类、胆固醇、维生素B_1、维生素B_2、维生素E、烟酸，以及矿物质钾、钠、磷、镁、铁、锌、锰、铜等。其赖氨酸含量高于鲫鱼的含量。

●吃鲢鱼对健康有什么好处

中医学认为，鲢鱼具有温中补气、暖胃、泽肌肤等功效。吃鲢鱼对健康有如下好处：

（1）鲢鱼含有丰富的微量元素硒，能清除机体代谢产生的自由基，可延缓衰老、增强机体免疫力和防治癌症。

（2）鲢鱼属高蛋白、低脂肪、低胆固醇食物，对心血管系统有保护作用。

（3）鲢鱼含有丰富的磷脂和垂体后叶素，有改善记忆力、延缓衰老等作用。

（4）鲢鱼含有丰富的胶原蛋白，具有健身、美容的作用，是女性滋养肌肤的理想食品。

● 带鱼有什么营养

带鱼又名秋刀鱼、鳞带鱼，因其身体扁长形似带子而得名。带鱼含有丰富的蛋白质、脂肪、维生素 A、钾、磷、钠、镁、碘；还含有胆固醇、糖类、维生素 B_1、维生素 B_2、维生素 E、烟酸、磷脂酰胆碱，以及矿物质钙、铁、锌、铜、锰、硒等。

● 吃带鱼对健康有什么好处

中医学认为，带鱼具有养肝补血、和中开胃、暖胃补虚、润泽肌肤、美容等功效。吃带鱼对健康有如下好处：

（1）带鱼含有特别丰富的磷脂酰胆碱，具有提高智力、增强记忆力的作用。

（2）带鱼含有丰富的镁，对心血管系统有很好的保护作用，可预防高血压、心肌梗死等心血管疾病。

（3）带鱼含有较多的不饱和脂肪酸，且脂肪酸碳链又较长，具有降低胆固醇的作用，是老人和孕产妇的理想滋补食品。

（4）带鱼的鳞和银白色油脂层含有一种抗癌成分——6－硫代鸟嘌呤，对白血病、淋巴肿瘤、胃癌等病人有益。

● 鱿鱼有什么营养

鱿鱼又名枪乌贼、柔鱼，含有丰富的蛋白质、牛磺酸、钙、磷、铁；还含有脂肪、胆固醇、糖类、胡萝卜素、维生素 A、维生素 B_1、维生素 B_2、维生素 E、烟酸，以及矿物

质钾、钠、镁、锌、硒、铜、锰等。

● 吃鱿鱼对健康有什么好处

中医学认为，鱿鱼具有滋阴养胃、补虚润肤等功效。吃鱿鱼对健康有如下好处：

（1）鱿鱼的锌含量较高，能促进儿童的生长发育。

（2）鱿鱼所含的硒和多肽具有抗病毒、抗辐射和预防癌症的作用。

（3）鱿鱼含有胶原蛋白，能促进正常细胞生长和细胞间的黏合作用，具有养颜美容的作用。

（4）鱿鱼含有丰富的钙和铁，对骨骼发育和造血十分有益，能预防贫血和骨质疏松。

（5）鱿鱼除含有丰富的蛋白质外，还含有大量牛磺酸，可降低血清胆固醇、缓解疲劳、恢复视力、改善肝脏功能。

（6）鱿鱼含有大量多不饱和脂肪酸，能增强大脑功能、提高记忆力、延缓衰老，可预防由动脉粥样硬化引起的心血管疾病。

切记：鱿鱼的胆固醇含量较高，高血脂（尤其是高胆固醇血症）、动脉粥样硬化等心血管疾病及肝病病人应慎吃。

● 黄鱼有什么营养

黄鱼又名黄花鱼，有大小黄鱼之分。黄鱼含有丰富的蛋白质、维生素 A、钙、硒；还含有脂肪、糖类、胆固醇、维生素 B_1、维生素 B_2、维生素 B_6、维生素 B_{12}、维生素 E、叶酸、泛酸、烟酸，以及矿物质钾、钠、磷、镁、铁、锌、锰、铜等。

●吃黄鱼对健康有什么好处

中医学认为，黄鱼具有健脾胃、安神止痢、益气填精等功效。吃黄鱼对健康有如下好处：

（1）黄鱼含有丰富的钙，可防治骨质疏松。

（2）黄鱼含有丰富的优质蛋白质，能为人体提供必需氨基酸。

（3）黄鱼含有丰富的微量元素硒，能清除机体代谢产生的自由基，可延缓衰老、增强机体免疫力和防治癌症。

●甲鱼有什么营养

甲鱼又名鳖，是一种珍贵的滋补食物。甲鱼含有丰富的维生素A、蛋白质、钙、硒、锌；还含有脂肪、糖类、胆固醇、胡萝卜素、维生素B_1、维生素B_2、维生素D、维生素E、叶酸、泛酸、烟酸，以及矿物质钾、钠、磷、镁、铁、锰、铜、碘等。

●吃甲鱼对健康有什么好处

中医学认为，甲鱼肉具有滋阴清热、补肾健胃、滋肝益气、凉血养血等功效；甲鱼壳具有滋阴补阳、散结平肝等功效；甲鱼血具有养血益气、滋阴补肾等功效。吃甲鱼对健康有如下好处：

（1）甲鱼含有丰富的维生素A，具有防治眼干燥症、夜盲症、呼吸道感染及皮肤干燥等作用。

（2）甲鱼含有丰富的铁和叶酸，能增强造血功能，有助于增强体质、消除疲劳，可预防缺铁性贫血、巨幼红细胞性贫血。

（3）甲鱼含有丰富的不饱和脂肪酸，主要为二十碳戊烯酸，这是一种抵抗血管衰老的重要物质，能降低血清胆固醇，可防治高血压、冠心病等疾病。其抗氧化能力强，还可延缓衰老。

（4）甲鱼含有丰富的胶原蛋白，有养颜美容的作用。

切记：甲鱼血和胆汁不能生吃，否则有可能感染寄生虫（如水蛭、肝吸虫），甚至导致中毒。

● 鳝鱼有什么营养

鳝鱼又名黄鳝，含有丰富的蛋白质、维生素 A、钙、硒、铁；还含有脂肪、糖类、胆固醇、维生素 B_1、维生素 B_2、维生素 E、烟酸，以及矿物质钾、钠、磷、镁、锰、锌、铜等。

● 吃鳝鱼对健康有什么好处

中医学认为，鳝鱼具有补气养血、温阳健脾、滋补肝肾、祛风通络等功效。吃鳝鱼对健康有如下好处：

（1）鳝鱼含有丰富的铁，可防治缺铁性贫血，增强体质。

（2）鳝鱼含有丰富的维生素 A，具有防治眼干燥症、夜盲症、呼吸道感染及皮肤干燥等作用。

（3）鳝鱼所含的鳝鱼素，能调节血糖，对糖尿病有较好

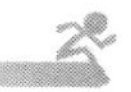

的防治作用。

（4）鳝鱼含有丰富的多不饱和脂肪酸和磷脂酰胆碱，具有补脑健身的作用，可提高记忆力。

● 泥鳅有什么营养

泥鳅又名河鳅、鳅鱼，含有丰富的蛋白质、钙、硒；还含有脂肪、糖类、胆固醇、维生素 A、维生素 B_1、维生素 B_2、维生素 E、烟酸，以及矿物质钾、钠、磷、镁、铁、锰、锌、铜等。其维生素 B_1 的含量高于鲫鱼、黄鱼和虾类，维生素 A 的含量也高于其他鱼类。

● 吃泥鳅对健康有什么好处

中医学认为，泥鳅具有调中益气、祛湿解毒、滋阴清热、通络补肾等功效。吃泥鳅对健康有如下好处：

（1）泥鳅含有一种很稀有的西河洛克蛋白质，具有强肾壮阳的作用。

（2）泥鳅含有类似二十碳戊烯酸的不饱和脂肪酸，抗氧化能力强，可延缓衰老。

（3）泥鳅含有丰富的钙，可预防骨质疏松。

（4）泥鳅属于高蛋白质低脂肪食物，适合身体虚弱、营养不良者和老年人食用。

切记：泥鳅不可生食，避免寄生虫感染。

● 虾有什么营养

虾有淡水虾和海水虾之分，海虾的营养成分比淡水虾要丰富些。虾的品种主要有青虾、河虾、草虾、小龙虾、对虾、基围虾、龙虾、明虾等。干产品有虾仁和虾皮。

虾含有丰富的蛋白质、维生素A、钙、铁、硒；还含有脂肪、胆固醇、维生素B_1、维生素B_2、维生素E、烟酸、牛磺酸，以及矿物质钾、钠、磷、镁、锰、锌、铜等。其蛋白质的含量是鱼、蛋、奶的几倍至几十倍，钙的含量也特别高。

● 吃虾对健康有什么好处

中医学认为，虾具有补肾壮阳、通乳抗毒、养血固精、化瘀解毒、益气滋阳、通络止痛、开胃化痰等功效。吃虾对健康有如下好处：

（1）虾含有丰富的蛋白质，可促进生长发育和新陈代谢等。

（2）虾含有丰富的磷和钙，对小儿和孕妇有补益作用，并可防治中老年人骨质疏松。

（3）虾含有牛磺酸，能降血压和血清胆固醇，可防治代谢综合征。

（4）虾含有大量的锌，可改善缺锌所引起的味觉障碍，促进儿童生长发育等。

（5）虾含镁，具有保护心血管系统的作用，可降低血清胆固醇、防止动脉粥样硬化，还能扩张冠状动脉，预防心肌梗死。

切记：虾含有丰富的钙，不要与含有丰富单宁（鞣酸）的水果（如葡萄、石榴、山楂、柿子等）同吃；否则，单宁与钙结合形成单宁钙后会影响钙的吸收。

●蟹有什么营养

蟹又名螃蟹，有海水蟹和淡水蟹之分，约有500种。蟹含有丰富的蛋白质、维生素A、钙、硒；还含有脂肪、胆固醇、糖类、维生素B_1、维生素B_2、维生素E、烟酸，以及矿物质钾、钠、磷、铁、镁、锰、锌、铜等。其蛋白质的含量比猪肉、鱼肉高出几倍；维生素B_1的含量比一般鱼类高6倍～10倍；维生素B_2的含量是畜禽类的5倍～6倍，比蛋类高2倍～3倍，比鱼类高6倍～10倍。淡水蟹的蛋白质、维生素A含量比海水蟹要高些，而海水蟹的钙和硒含量比淡水蟹要高些。

●吃蟹对健康有什么好处

中医学认为，蟹具有清热解毒、补骨添髓、养筋活血、通经络、利肢节、续绝伤、滋肝阴、充胃液等功效。吃蟹对健康有如下好处：

（1）蟹含有丰富的钙，具有防治儿童佝偻病和骨质疏松的作用。

（2）蟹含有大量维生素A，具有防治眼干燥症、夜盲症、呼吸道感染及皮肤干燥等作用。

（3）蟹含有丰富的蛋白质，尤其是赖氨酸的含量较高，可促进儿童生长发育和调节新陈代谢等，具有增强体力、强壮身体的作用。

● 鸡肉有什么营养

鸡肉有普通鸡肉与乌鸡（乌骨鸡）肉、土鸡肉与肉鸡肉之分。鸡肉含有丰富的蛋白质、维生素A、维生素B_1、维生素B_2、维生素C；还含有维生素E、脂肪、糖类、胆固醇、烟酸，以及矿物质钾、磷、铁、钙、钠、镁、铜、锌、锰、硒、碘等。其维生素A的含量比牛肉和猪肉的含量高许多；蛋白质的含量，在各种动物肉中是最高的；脂肪的含量不但低，而且多是不饱和脂肪酸。

乌鸡肉含有丰富的天然黑色素，并且蛋白质、烟酸、维生素E、磷、铁、钾、钠的含量都高于普通鸡肉，是营养价值极高的滋补品。土鸡肉较肉鸡肉要好吃些，且营养也要高些。

● 吃鸡肉对健康有什么好处

中医学认为，鸡肉具有温中益气、补虚填精、健脾胃、活血脉、强筋骨等功效。吃鸡肉对健康有如下好处：

（1）鸡肉的脂肪含量不但低，而且多是不饱和脂肪酸，对健康非常有利，是小孩、中老年人、心血管疾病病人和虚弱者的理想食品。

（2）鸡肉的蛋白质含量高且容易被吸收利用，可促进儿童生长发育和调节新陈代谢等，具有增强体力、强壮身体的作用。

（3）鸡肉所含的磷脂类，对儿童生长发育有重要作用。

（4）鸡大腿肉含有较多的铁，可预防缺铁性贫血。

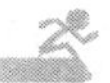

（5）鸡胸脯肉含有较多的 B 族维生素，可促进儿童生长发育、增进食欲、调节新陈代谢、补充体力、消除疲劳、维持皮肤和肌肉的健康、增进免疫系统和神经系统的功能。

（6）鸡翅含有丰富的胶原蛋白，具有养颜美容的作用。

（7）鸡肝含有丰富的维生素 A、维生素 B_1、维生素 B_2、维生素 C，以及铁、磷、钙等矿物质，是贫血、视力不佳、发育不良、体质虚弱者的理想补品。

（8）鸡血含有丰富的铁和钴，可防治缺铁性贫血和巨幼红细胞性贫血，增强体质。

（9）鸡汤含有一定的胶原蛋白、肌肽、肌苷、谷氨酸钠和氨基酸等，不但味道鲜美，而且容易消化吸收，非常适合营养不良、消化性溃疡、慢性胃炎、月经不调、病后虚弱者食用。

切记：千万不要只喝鸡汤不吃鸡肉，把鸡肉当成“碴儿”弃掉，这是对营养物质的极大浪费。因为鸡肉的营养成分只溶解了少部分在鸡汤里。

●鸭肉有什么营养

鸭肉含有丰富的蛋白质；还含有脂肪、胆固醇、糖类、维生素 B_1、维生素 B_2、维生素 E、烟酸、泛酸，以及矿物质钾、磷、钠、镁、钙、铁、锌、硒、铜、锰等。鸭肉的蛋白质主要是肌浆蛋白和肌凝蛋白，其中含有能溶于水的胶原蛋白和弹性蛋白，另外有少量明胶和非蛋白氮，其含量远远高于畜肉的含量。鸭肉的 B 族维生素和维生素 E 含量是肉类中较多的，而钾、铁、铜、锌等矿物质的含量也都非常丰富。鸭肉的脂肪含量较为适中，约比鸡肉高但比猪肉低；其脂肪酸以不饱和脂肪酸为主。

由于鸭肉的含氮浸出物比畜肉多，所以鸭肉的味道更鲜美。老鸭肉的含氮浸出物比仔鸭肉多，野鸭肉的含氮浸出物又比老鸭肉多。由此可见，老鸭肉汤比仔鸭肉汤鲜美，而野鸭肉汤比老鸭肉汤更鲜美。

● 吃鸭肉对健康有什么好处

中医学认为，鸭肉具有滋五脏之阴、清虚劳之热、养胃生津、止咳息惊等功效。吃鸭肉对健康有如下好处：

（1）鸭肉属高蛋白、低脂肪食物，可促进儿童生长发育和调节新陈代谢等，具有增强体力、强健身体的作用。

（2）鸭肉含有丰富的B族维生素，可补充体力、消除疲劳、维持皮肤和肌肉的健康、增进免疫系统和神经系统的功能、预防贫血等；尤其是含有丰富的烟酸，对心肌梗死等心脏疾病病人具有保护作用。

（3）鸭肉含有较丰富的维生素E，可清除自由基、延缓衰老，提高机体免疫力，预防血管硬化、防止胆固醇沉积、减少心血管疾病的发生。

（4）鸭血含有丰富的铁，可防治缺铁性贫血，增强体质。

● 鹅肉有什么营养

鹅肉含有蛋白质、脂肪、胆固醇、糖类、维生素A、维生素B_1、维生素B_2、维生素D、维生素E、维生素K、烟

酸、泛酸，以及矿物质钾、磷、钠、镁、钙、铁、锌、硒、铜、锰等。其蛋白质的含量比鸡、鸭、牛、猪、羊肉都高，而且是优质的完全蛋白质；脂肪的含量较低，只比鸡肉高一点，但低于其他肉类，而且品质好于其他动物脂肪，是一种不饱和脂肪酸含量很高的禽类脂肪，特别是亚麻酸含量高于其他肉类。

●吃鹅肉对健康有什么好处

中医学认为，鹅肉具有养胃、生津止渴、清热解毒、滋阴益气等功效。吃鹅肉对健康有如下好处：

（1）鹅肉的蛋白质含量高，而且含有丰富的人体必需的多种氨基酸、维生素和矿物质，能为人体健康提供充足的营养。

（2）鹅肉的脂肪含量低，但不饱和脂肪酸含量高，尤其是亚麻酸含量较高，对心血管系统非常有利。

（3）鹅肉含有丰富的B族维生素，可调节新陈代谢、维持皮肤和肌肉的健康、增进免疫系统和神经系统的功能、预防贫血等。

●鸽子肉有什么营养

鸽子又名白凤，素有“动物人参”之称，民间有“一鸽胜九鸡”的说法。鸽子肉含有丰富的蛋白质、维生素A、维生素E、钙、铁、铜；还含有糖类、脂肪、胆固醇、维生素B_1、维生素B_2、烟酸，以及矿物质磷、钾、钠、镁、锌、锰、硒等。其蛋白质含量高于牛、猪、羊、兔、狗、鸡、鸭、鹅等畜禽肉的含量，含有多种人体必需氨基酸，而且消化吸收率高达95%以上；脂肪含量低于其他肉类；钙、铁、铜等矿物质和维生素A、B族维生素、维生素E的含量都高于鸡、鱼、牛、羊肉的含量。

● 吃鸽子肉对健康有什么好处

中医学认为，鸽子肉具有补肝壮肾、益气补血、清热解毒、生津止渴等功效。吃鸽子肉对健康有如下好处：

（1）鸽子肉的蛋白质含量高，又容易消化吸收，具有滋补益气等功能，对病后体弱、头晕神疲、记忆力衰退等有很好的治疗作用。

（2）鸽子肉含有丰富的铁，可防治缺铁性贫血，增强体质。

（3）鸽子肉含有丰富的泛酸等营养物质，对脱发、白发和未老先衰等病症有很好的疗效。

（4）乳鸽肉含有较多的支链氨基酸和精氨酸，可促进体内蛋白质的合成，加快创伤愈合；能有效改善血液流动、阻止血栓的形成，具有降低冠心病、高血压、心肌梗死、动脉粥样硬化等疾病的发病率和防治男性勃起功能障碍（阳痿）的特别功效。

（5）乳鸽的骨头含有丰富的软骨素，可与鹿茸的软骨素相媲美，具有改善皮肤细胞活力、增强皮肤弹性、改善血液循环、使面色红润等功效。

● 鹌鹑肉有什么营养

鹌鹑肉又名鹑鸟肉、宛鹑肉、赤喉鹑肉，含有丰富的蛋白质、脂肪、糖类、胆固醇、维生素 A、维生素 B_1、维生素 B_2、维生素 E、维生素 P、烟酸，以及矿物质钾、磷、钠、镁、钙、铁、锌、铜、锰、硒等。其蛋白质的含量比猪、牛、羊、鸡、鸭肉蛋白质的含量都高；脂肪和胆固醇的含量又比猪、牛、羊、鸡、鸭肉的含量低；多种维生素的含量比鸡肉的含量高 2 倍～3 倍。

● 吃鹌鹑肉对健康有什么好处

中医学认为，鹌鹑具有益中补气、强筋骨、耐寒暑、消结热、利水消肿等功效。吃鹌鹑肉对健康有如下好处：

（1）鹌鹑肉含有维生素 P，能防止维生素 C 被氧化破坏，增强维生素 C 的作用。

（2）鹌鹑肉含有丰富的磷脂酰胆碱和磷脂酰乙醇胺，可阻止血栓形成、保护血管壁、防止动脉粥样硬化，还具有健脑的作用。

● 猪肉有什么营养

猪肉营养非常全面，是我国最主要的肉类食品。猪肉除了含有蛋白质、脂肪等主要营养成分外，还含有糖类、胆固醇、维生素 A、维生素 B_1、维生素 B_2、烟酸、维生素 E，以及矿物质钙、磷、钠、镁、铁、锌、硒、铜、锰、钾等。

● 吃猪肉对健康有什么好处

中医学认为，猪肉具有润肠胃、生津液、补肾气、解热毒等功效。吃猪肉对健康有如下好处：

（1）猪肉含有肌红蛋白和半胱氨酸，具有补铁和促进铁吸收的作用，可防治缺铁性贫血，增强体质。

（2）瘦肉含有丰富的锌，可促进儿童生长发育、增强机体免疫力等。

（3）猪肉在烹煮时可溶解出一些成味物质，如核苷酸、肌苷、游离氨基酸和嘌呤碱等，可促进食欲并增加消化液的分泌，有利于消化吸收。

（4）猪皮和猪蹄含有丰富的胶原蛋白和弹性蛋白，具有养颜美容等功效。爱美的女性可适当多吃点猪皮和猪蹄。

（5）猪血含有丰富的铁，且容易被人体吸收利用，可防治缺铁性贫血，增强体质。

● 牛肉有什么营养

牛肉分黄牛肉、水牛肉、牦牛肉、乳牛肉 4 种，其中黄牛肉为最佳。牛肉蛋白质含量高，脂肪含量低，味道鲜美，享有“肉中骄子”的美称。

牛肉含有丰富的蛋白质、维生素 B_6 和钾；还含有脂肪、糖类、胆固醇、维生素 A、维生素 B_1、维生素 B_2、维生素 B_{12}、维生素 E、烟酸、胆碱，以及矿物质钠、铁、锌、镁、钙、铜、锰、磷、硒、钴等。其铁的含量比鸡肉、鱼肉的含量高得多，肌氨酸和卡尼汀（肉毒碱）的含量比其他任何食物都高。

相同质量的牛肉与猪肉相比，牛肉的蛋白质含量高5%～10%，脂肪含量却低20%～30%。

●吃牛肉对健康有什么好处

中医学认为，牛肉具有补中益气、滋养脾胃、强健筋骨、化痰息风、止渴等功效。吃牛肉对健康有如下好处：

（1）牛肉含有丰富的蛋白质和铁，其氨基酸的组成比猪肉更接近人体需要，能增强机体免疫力，特别适合生长发育的青少年，以及手术后、病后调养者补充失血和修复组织。

（2）牛肉含有丰富的钾，有助于机体细胞水和电解质平衡，维持正常血压和心脏功能，可预防心血管疾病，并可增强神经肌肉组织的正常兴奋性。

（3）牛肉含有丰富的锌，可促进儿童生长发育和增强机体免疫力。

（4）牛肉含有丰富的肌氨酸，可有效补充三磷酸腺苷，能增长肌肉和增强体力。

（5）牛肉含的镁，能促进蛋白质的合成、增强肌肉力量，还可提高胰岛素合成代谢的效率。

（6）牛肉的脂肪含量很低，但其中结合亚油酸的含量却很高，可有效预防劳动或运动中造成的组织损伤。

（7）牛肉含有丰富的维生素 B_6，可增强机体免疫力，促进蛋白质的新陈代谢和合成，从而有助于劳累后的身体恢复。

（8）牛肉含有丰富的卡尼汀和维生素 B_{12}，能促进脂肪的新陈代谢，可为高强度劳动或训练提供所需的热能。

（9）牛肉含有丰富的微量元素钴，钴是人体合成维生素B_{12}的必需原料，具有促进造血的作用。

（10）牛肉含有丰富的胆碱，具有健脑作用，可增强记忆力。

● 羊肉有什么营养

羊肉含有丰富的蛋白质、维生素A、维生素E、脂肪、钙、磷、铁；还含有糖类、左旋肉碱、维生素B_1、维生素B_2、烟酸、生物素，以及矿物质钾、镁、钠、锌、锰、铜、硒等。其左旋肉碱的含量是动物肉中含量最多的，钙和铁的含量远远高于牛肉和猪肉的含量，而且胆固醇含量低；蛋白质和磷脂的含量高于猪肉和牛肉；脂肪和胆固醇的含量低于猪肉和牛肉；脂肪中含有共轭亚油酸。

羊肉有绵羊肉和山羊肉之分。绵羊肉的肉质坚实、颜色暗红，肌纤维细而软，肌肉很少夹杂脂肪；经过育肥的绵羊，肌肉中夹有白色脂肪。山羊肉的色泽较绵羊肉浅，呈较淡的暗红色；皮下脂肪稀少，但在腹部却积贮了较多的脂肪；其肌肉及脂肪都有山羊特有的膻味，肉质不如绵羊。

● 吃羊肉对健康有什么好处

中医学认为，羊肉具有补肾壮阳、暖中祛寒、温补气血、开胃健脾等功效。吃羊肉对健康有如下好处：

（1）羊肉含有丰富的左旋肉碱，能增强机体酶和激素的活力，增加体力、耐力和抗疲劳的能力。

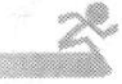

(2) 羊肉含有一种抗癌物质——共轭亚油酸，对防治皮肤癌、结肠癌及乳腺癌有益。

(3) 羊肉含有很高的蛋白质和丰富的维生素、矿物质，尤其是钙和铁的含量远远高于牛肉和猪肉的含量，且胆固醇含量又低，是滋补身体的最佳食物。

切记：羊肉特别是山羊肉膻味较大，炖煮时放点山楂或萝卜，烹炒时放点葱、姜、孜然等佐料可祛除膻味。

●兔肉有什么营养

兔肉又名兔子肉，有家兔肉和野兔肉之分。家兔肉又名菜兔肉。兔肉具有四高四低的营养特点，即高蛋白质、高赖氨酸、高磷脂酰胆碱、高消化率和低脂肪、低胆固醇、低尿酸、低热能。此外，兔肉的瘦肉较多，占95%以上，因而素有“荤中之素”的美名。

兔肉的营养价值是畜禽肉中最高的，它含有丰富的优质蛋白质和磷脂酰胆碱；还含有脂肪、糖类、胆固醇、维生素A、维生素 B_1、维生素 B_2、烟酸、维生素E，以及矿物质钾、磷、钠、镁、钙、铁、锌、铜、锰、硒等。其蛋白质的含量比牛肉、鸡肉、猪肉、羊肉都高；维生素的含量也较高，特别是烟酸较多，是其他畜禽肉的2倍～3倍；矿物质的含量也高，尤以钙的含量最丰富；胆固醇的含量比鸡肉、牛肉、猪肉、羊肉和鱼肉都低。

●吃兔肉对健康有什么好处

中医学认为，兔肉具有补中益气、止渴健脾、凉血解毒及利大肠等功效。吃兔肉对健康有如下好处：

（1）兔肉含有丰富的磷脂酰胆碱，能促进肝细胞再生，预防脂肪肝；可降低血清胆固醇，防治动脉粥样硬化、冠心病；促进大脑发育，增强记忆力，延缓衰老，消除疲劳；还有一定的美容作用。

（2）兔肉的胆固醇含量较低，可防止动脉粥样硬化，是高血压、冠心病、动脉粥样硬化和糖尿病等病人的理想食品。

（3）兔肉含有丰富的烟酸，能促进营养素的转化与合成，具有改善皮肤新陈代谢的功能和提高高密度脂蛋白胆固醇的作用。

（4）兔肉肌纤维细嫩，消化率高达85%，因而是慢性胃炎、十二指肠溃疡、结肠炎病人及其他病人的理想滋补品。

（5）兔肉的脂肪和糖类的含量都比较低，常吃兔肉不易发胖。

● 狗肉有什么营养

狗肉是冬季进补的佳品，其蛋白质和脂肪的含量可与牛肉、猪肉相媲美；还含有糖类、胆固醇、维生素A、维生素B_1、维生素B_2、维生素E、烟酸、肌酸、肌肽、嘌呤，以及矿物质钾、磷、钙、钠、镁、锌、铁、铜、锰、硒等。

● 吃狗肉对健康有什么好处

中医学认为，狗肉具有补虚壮阳、补血、补肾等功效，

可增强耐寒和抗病能力。吃狗肉对健康有如下好处：

（1）狗肉含肌酸，能增加肌肉的耐力和爆发力。

（2）狗肉含肌肽，具有多种抗氧化作用，能防治慢性病。

（3）狗肉含有丰富的维生素，可促进发育和细胞的再生，调节新陈代谢。

（4）狗肉含有多种氨基酸和丰富的矿物质，老年人冬天常吃可促进血液循环和增强抗寒能力。

切记：①不要吃疯狗肉。②夏天不适合吃狗肉，且一次不能吃得太多。

●什么肉营养价值较高

肉类主要提供优质蛋白质、脂溶性维生素、B族维生素，以及容易吸收的铁、锌等微量元素。那么，什么肉的营养较高呢？营养学对此有一句通俗的评语："四条腿的不如两条腿的，两条腿的不如没腿的。"意思是说，没有腿的肉类营养较高。

四条腿的肉类：即畜类的肉，如牛肉、羊肉、猪肉等，含有10%～20%的蛋白质，其蛋白质中有人体必需的各种氨基酸；还含有丰富的铁；可提供充足的热能，保证人体每天的活动。

两条腿的肉类：即禽类的肉，如鸡肉、鸭肉、鹅肉等，其蛋白质含量与畜类基本相同，但是饱和脂肪酸的含量比较低。因此，从某种程度上来说，禽类肉比畜类肉更健康。

没腿的肉类：即鱼类的肉，如鲫鱼、鲤鱼、草鱼等，其不仅含有15%～20%的蛋白质，而且肌纤维短、细滑，更容易被消化。此外，鱼肉的脂肪含量只有3%～6%，远远低于猪肉等其他肉类，而且主要成分是长链不饱和脂肪酸，对健康更有利。

从生物进化系统树来讲，同人的关系最远的，最有营养。所以，鸡肉、鸭肉比牛肉、羊肉、猪肉的营养好，鱼、虾又比鸡肉、鸭肉的营养价值高。

但是，具体肉类的营养与其生活环境、所喂饲料的成分等有很大关系。

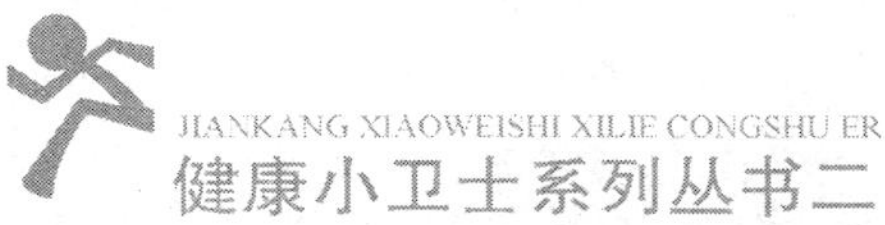

吃得明白　吃得健康

禽蛋营养篇

● 鸡蛋有什么营养

鸡蛋含有人体所需的几乎所有营养物质，特别是含有自然界中最优良的蛋白质，素有“理想营养库”和“完全蛋白质模式”的美称。鸡蛋含有丰富的蛋白质、维生素 B_2、胆碱、磷脂酰胆碱、铁、锌、硒；还含有脂肪、糖类、维生素A、维生素 B_1、维生素 B_6、维生素 B_{12}、维生素 D、维生素E、叶酸、生物素，以及矿物质钙、钾、钠、镁、磷、铜、锰、碘等。

鸡蛋所含的优质蛋白质，消化吸收率高于牛奶、牛肉、猪肉和大米，高达 99.7%。鸡蛋的蛋白质主要是卵蛋白（在蛋清中）和卵黄蛋白（在蛋黄中），其氨基酸的组成与人体组织蛋白质最为接近。鸡蛋所含脂肪大多集中在蛋黄中，以不饱和脂肪酸为多，很容易被消化吸收。

鸡蛋的甲硫氨酸含量特别丰富，而谷类和豆类都缺乏这种人体必需的氨基酸，因此把鸡蛋与谷类或豆类食品混合着吃，能提高谷类或豆类食品的营养利用率。但鸡蛋钙的含量不高，如果把鸡蛋和奶类同吃，可营养互补。

● 吃鸡蛋对健康有什么好处

中医学认为，鸡蛋具有补中益气、养阴健体及美肤等功效。吃鸡蛋对健康有如下好处：

（1）鸡蛋尤其是蛋黄中含有较多的微量元素硒，能清除机体代谢产生的自由基，可延缓衰老、增强机体免疫力和防治癌症等。

（2）鸡蛋尤其是蛋黄中含有较多的微量元素锌，可促进儿童的生长发育，增强机体免疫力。

（3）蛋黄含有丰富的铁，但以非血红素铁形式存在，并且存在卵黄高磷蛋白对铁的吸收干扰作用，故铁的吸收率较低，只能为机体补充部分铁。

（4）鸡蛋含有较多的叶酸，具有预防巨幼红细胞性贫血和胎儿神经管缺陷的功效，还可促进胎儿和儿童发育。

（5）鸡蛋含有较多的维生素 B_2，可预防口角炎、舌炎等。

（6）鸡蛋含维生素 B_{12}，具有防治巨幼红细胞性贫血的作用。

（7）蛋黄含有丰富的生物素，可保护皮肤、黏膜、指甲的健康，还可防治动脉粥样硬化、脑卒中（中风）、高脂血症、高血压、冠心病和血液循环障碍性疾病。

（8）蛋黄含有丰富的胆碱和磷脂酰胆碱，能促进肝细胞再生，预防脂肪肝；可降低血清胆固醇，防治动脉粥样硬化、冠心病；促进大脑发育，增强记忆力，延缓衰老，消除疲劳；还有一定的美容作用。

切记：①不要吃生鸡蛋。因为生鸡蛋含有抗胰蛋白酶和抗生物素蛋白等有害物质，还可能含有致病菌、霉菌，如果不加热将其破坏会影响身体健康。②毛蛋、臭蛋不能吃。③冠心病病人不适合多吃鸡蛋，以每天不超过 1 个为宜。④高胆固醇血症病人应尽量少吃鸡蛋，或只吃蛋白而不吃蛋黄，因为蛋黄的胆固醇含量比蛋白高 3 倍。⑤病人在发热时不要吃鸡蛋，以免导致体温更高。⑥一天不要吃得太多，最多两三个即可。一次若吃得太多，一方面导致营养的浪费，另一方面未消化吸收的蛋白质经肠道中细菌分解，产生有害物质过多，对身体反而有害。尤其是“坐月子”的妇女。

● 鸭蛋有什么营养

鸭蛋含有丰富的蛋白质、维生素 B_2、钾、钙、铁；还含有糖类、磷脂、维生素 A、维生素 B_1、维生素 D，以及矿物质磷、钠、镁、锌、铜、锰、硒、碘等。鸭蛋的蛋白质含量与鸡蛋差不多，但矿物质总量远远超过鸡蛋，特别是铁、钙的含量极为丰富；鸭蛋的甲硫氨酸和苏氨酸含量是蛋类最高的。

● 吃鸭蛋对健康有什么好处

中医学认为，鸭蛋具有大补虚劳、滋阴养血、润肺美肤等功效。吃鸭蛋对身体健康有如下好处：

（1）鸭蛋含有丰富的维生素 B_2 等，是补充 B 族维生素的理想食品。

（2）鸭蛋的钙含量非常丰富，可促进骨骼发育或预防骨质疏松。

（3）鸭蛋含有丰富的钾，有助于机体细胞水和电解质平衡，维持正常血压和心脏功能，可预防心血管疾病，并可增强神经肌肉组织的正常兴奋性。

（4）鸭蛋含有丰富的蛋白质，可为机体提供营养，促进新陈代谢。

切记：鸭蛋的胆固醇含量较高，高脂血症、动脉粥样硬

化、脂肪肝等病人应少吃。

●鹅蛋有什么营养

鹅蛋含有丰富的蛋白质、维生素A、钙、硒、铁；还含有脂肪、胆固醇、糖类、维生素B_1、维生素B_2、维生素D、维生素E、烟酸，以及矿物质磷、钾、钠、镁、锌、铜、锰、碘等；还含有较多的磷脂酰胆碱。其蛋白质含量低于鸡蛋，但易于消化吸收；脂肪含量是蛋类中最高的，胆固醇和热能也最高；含有丰富的铁和磷。

●吃鹅蛋对健康有什么好处

中医学认为，鹅蛋具有补中益气、补心清肺、止热嗽等功效。吃鹅蛋对健康有如下好处：

（1）鹅蛋的磷和钙含量较高，也容易被吸收利用，可预防骨质疏松。

（2）鹅蛋含有较多的磷脂酰胆碱，能促进肝细胞再生，预防脂肪肝；可降低血清胆固醇，防治动脉粥样硬化、冠心病；促进大脑发育，增强记忆力，延缓衰老，消除疲劳；还有一定的美容作用。

（3）鹅蛋含有丰富的蛋白质，可促进儿童生长发育和调节新陈代谢等，具有增强体力、强壮身体的作用。

●鸽蛋有什么营养

鸽蛋又名鸽卵、鸽子蛋，含有大量优质蛋白质和少量脂肪；还含有糖类、维生素A、维生素B_1、维生素D、磷脂，以及矿物质铁、钙、磷、钾、钠、镁、锌、铜、锰、硒、碘等。

●吃鸽蛋对健康有什么好处

中医学认为，鸽蛋具有养心补肾、润燥、养血安神、解疮毒、解痘毒等功效。吃鸽蛋对健康有如下好处：

（1）鸽蛋含有丰富的蛋白质和多种维生素等营养物质，可促进儿童生长发育和调节新陈代谢等，具有增强体力、强壮身体的作用，还可改善皮肤细胞活性、增强皮肤弹性等。

（2）鸽蛋的钙、磷含量较高，可预防低钙、低磷血症和骨质疏松。

（3）鸽蛋的脂肪含量较低，适合高脂血症病人吃。

●鹌鹑蛋有什么营养

鹌鹑蛋又名鹌鹑卵、鹑鸟蛋，含有丰富的蛋白质、磷脂酰乙醇胺、磷脂酰胆碱；还含有糖类、胆固醇、维生素 A、维生素 B_1、维生素 B_2、维生素 E、维生素 P，以及矿物质钾、钠、钙、镁、铁、锌、铜、锰、硒、碘等。其氨基酸种类不但齐全，且含量丰富；所含的多种高质量磷脂是人体必需的营养成分。

因鹌鹑蛋的个头小，一般来说，3 个或 4 个鹌鹑蛋才相当于 1 个鸡蛋的营养价值。

●吃鹌鹑蛋对健康有什么好处

中医学认为，鹌鹑蛋具有补气益血、治风湿、强筋壮骨、强身健脑、丰肌泽肤等功效。吃鹌鹑蛋对健康有如下好处：

（1）鹌鹑蛋含有丰富的磷脂酰胆碱和磷脂酰乙醇胺，能促进肝细胞再生，预防脂肪肝；可降低血清胆固醇，防治动脉粥样硬化、冠心病；促进大脑发育，增强记忆力，延缓衰老，消除疲劳；还有一定的美容作用等。

（2）鹌鹑蛋含有丰富的维生素P，能防止维生素C被氧化破坏，增强维生素C的作用。

（3）鹌鹑蛋含有丰富的蛋白质，可促进儿童生长发育和调节新陈代谢等，具有增强体力、强壮身体的作用。

●盐蛋与鲜蛋的营养有什么不同

盐蛋又名咸蛋、腌蛋、味蛋，是一种风味特殊的腌制蛋。其品种有盐鸭蛋、盐鸡蛋、盐鹅蛋、盐鸽蛋和盐鹌鹑蛋等，但以盐鸭蛋最多。鲜蛋经过加工制成盐蛋后，两者在营养价值上的变化不是很大。但由于食盐的渗透作用，盐蛋比鲜蛋内的含水量下降，脂肪、糖类等含量有所上升；蛋白质可能是由于部分渗出，含量反而有所下降；钠、钙等矿物质的含量有所上升。

切记：①孕妇不适合吃盐蛋。②高血压、糖尿病、心血管疾病、肝肾疾病等病人要少吃。

●皮蛋与鲜蛋的营养有什么不同

皮蛋又名松花蛋，品种有皮鸡蛋、皮鸭蛋、皮鸽蛋和皮鹌鹑蛋等。皮蛋清凉爽口、鲜美不腻，可增进食欲。皮蛋是鲜蛋经盐和碱性物质（如草木灰、生石灰、碳酸钠、氢氧化钠等）腌制而成，其营养价值与鲜蛋基本上相同，但其营养成分的部分含量与鲜蛋有所不同。在强碱的作用下，蛋清的蛋白质变性、凝固，呈弹、韧、透明的红褐色或黑褐色，其蛋黄则呈墨绿或橙红色；部分蛋白质和脂肪分解转化，使其更容易被消化吸收；胆固醇有所下降；铁的含量有所升高；维生素 A 和 B 族维生素有所下降。

切记：应尽量选食无铅皮蛋；有铅皮蛋食用过多可导致铅中毒，尤其是对儿童的健康影响较大。

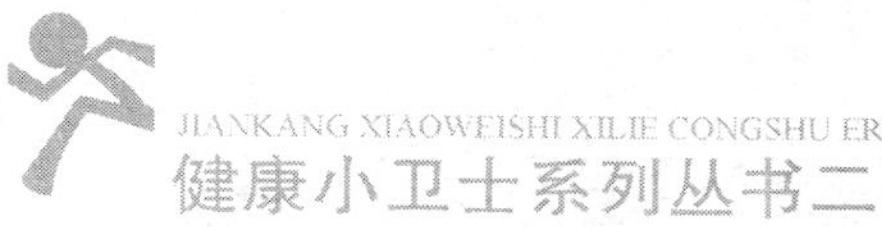

吃得明白　吃得健康

蔬菜及豆制品营养篇

● 漫话蔬菜

俗话说得好："三日可无肉，一日不可无菜"。蔬菜含有多种营养素，是人体必需微量元素和维生素的主要来源。新鲜蔬菜含有大量的水分（65%～90%）、维生素、膳食纤维、矿物质、糖类、蛋白质，以及少量的脂肪、有机酸和挥发性物质等，吃后对健康十分有益。

蔬菜一般分为叶类、根茎类、瓜茄类、鲜豆类等。根据营养学分析，颜色越深的蔬菜，所含维生素C、胡萝卜素和B族维生素越多，其营养价值就越高。叶类蔬菜，特别是深色、绿色蔬菜（如菠菜、油菜、莲花白、香菜、小白菜、韭菜、芹菜、藤藤菜等）含有丰富的维生素C、胡萝卜素、维生素 B_1、维生素 B_2 和多种矿物质等，其营养价值很高，被营养学家列为甲类蔬菜。

● 胡萝卜有什么营养

胡萝卜又名红萝卜，被誉为"小人参"。胡萝卜含有丰富的β-胡萝卜素；还含有维生素 B_1、维生素 B_2、叶酸、维生素C、维生素E、蛋白质、脂肪、糖类、膳食纤维、淀粉、山柰酚、皮素、琥珀酸钾盐、番茄红素，以及矿物质钾、钠、钙、镁、磷、铁、锌、锰、铜等。其β-胡萝卜素的含量是番茄的6倍。

● 吃胡萝卜对健康有什么好处

中医学认为，胡萝卜具有健脾和胃、补肝明目、壮阳补肾、透疹、降气止咳等功效。吃胡萝卜对健康有如下好处：

（1）胡萝卜含有丰富的β-胡萝卜素，具有抗氧化、清除自由基，增强机体免疫力等作用。

（2）胡萝卜含有不溶性膳食纤维木质素，能促进胃肠蠕动，可抑制肠内毒素和致癌物质的产生和吸收，可防治便秘、结肠癌、痔疮等疾病；同时可减少脂肪的吸收，有利于减肥。

（3）胡萝卜含有大量的水溶性膳食纤维果胶，可促进胃肠蠕动，防治便秘；减少脂肪的吸收，起到减肥作用；还能有效预防高血压、高血脂和高血糖。

（4）胡萝卜含有较多的 B 族维生素，可促进儿童生长发育、增进食欲、调节新陈代谢、补充体力、消除疲劳、维持皮肤和肌肉的健康、增进免疫系统和神经系统的功能、预防贫血等。

（5）胡萝卜含有山柰酚、皮素等成分，具有增加冠状动脉血流量，降血压、血糖及强心的作用。

（7）胡萝卜含有琥珀酸钾盐，可防止血管硬化、降低血清胆固醇，具有防治高血压和肾脏疾病的作用。

（8）胡萝卜含有番茄红素，可增强机体免疫力，对防治癌症有一定功效；能降低血清胆固醇，还有降血压作用；能清除体内的自由基，延缓衰老等。

切记：①一次不要吃得太多，长期大量摄入胡萝卜会令皮肤的颜色变成橙黄色。②胡萝卜不宜单独生吃或榨汁喝，因其所含抗氧化剂胡萝卜素是脂溶性物质，只能溶解在脂肪里才能被吸收。

● 白萝卜有什么营养

白萝卜含有丰富的维生素C和钾；还含有蛋白质、脂肪、糖类、膳食纤维、维生素B_1、维生素B_2、维生素E、烟酸，以及矿物质钠、钙、磷、镁、铁、铜、锰、锌、硒等。其钙的含量是菠菜的4倍。

● 吃白萝卜对健康有什么好处

中医学认为，白萝卜具有下气、消食、除疾润肺、解毒生津、利尿通便等功效。吃白萝卜对健康有如下好处：

（1）白萝卜含芥子油，能促进胃肠蠕动，增加食欲，帮助消化。

（2）白萝卜含淀粉酶，能分解食物中的淀粉，以助其充分吸收。

（3）白萝卜含有丰富的维生素C和微量元素锌，有助于增强机体免疫力。

（4）白萝卜含木质素和多种酶，能分解致癌物质亚硝胺，并抑制致癌物质的产生和吸收，具有防癌作用。

（5）白萝卜含B族维生素和钾、镁等矿物质，可降低血脂、软化血管、稳定血压，预防冠心病、动脉粥样硬化、胆石症等疾病。

切记：①中医学认为，萝卜不能与人参同时吃，否则会降低人参的功效。②白萝卜可生吃或榨汁喝，这样可减少维生素C的损失。

● 萝卜缨有什么营养

萝卜缨，无论是胡萝卜缨还是白萝卜缨，含有丰富的胡萝卜素、糖类、维生素C、维生素K、钙和钾；还含有膳食纤维、蛋白质、脂肪、维生素B_1、维生素B_2、维生素E、烟酸、叶酸，以及矿物质钠、磷、镁、铁、锌、锰、铜、钼、硒等。其钙的含量几乎比大豆高1倍、比胡萝卜高近4倍，是所有蔬菜中最高的；维生素C的含量比萝卜高2倍多，是柠檬的10多倍；矿物质镁、铁、锌，以及维生素B_2、叶酸等的含量比萝卜高3倍～10倍；维生素K的含量更是远远高于其他蔬菜，是摄取天然维生素K的最佳食物。

● 吃萝卜缨对健康有什么好处

中医学认为，萝卜缨具有消食、理气、通乳等功效。吃萝卜缨对健康有如下好处：

（1）萝卜缨的膳食纤维含量很高，能促进胃肠蠕动，可抑制肠内毒素和致癌物质的产生和吸收，可防治便秘、结肠癌、痔疮等疾病；同时可减少脂肪的吸收，有利于减肥。

（2）萝卜缨有辛辣苦味，可助消化、增进食欲。

（3）萝卜缨含有极其丰富的维生素K，具有止血和维持骨骼强壮的作用。

（4）萝卜缨含有较多的微量元素钼，钼是组成眼睛虹膜的重要成分，而虹膜可调节瞳孔大小，保证视物清楚，因此可以说萝卜缨具有预防近视眼、老花眼的作用。同时，钼能抑制亚硝酸盐的合成，具有一定的防癌作用。

● 苤蓝有什么营养

苤蓝，学名为球茎甘蓝，含有丰富的维生素C、维生素B_{12}和钾；还含有蛋白质、脂肪、糖类、膳食纤维、维生素B_1、维生素B_2、维生素B_6、维生素E、胡萝卜素、叶酸、泛酸、烟酸，以及矿物质磷、钙、钼、钠、镁、铁、铜、锌、锰、硒等。

● 吃苤蓝对健康有什么好处

中医学认为，苤蓝具有止痛生肌、宽肠通便、益气补虚等功效。吃苤蓝对健康有如下好处：

（1）苤蓝含有微量元素钼，能抑制亚硝酸盐的合成，具有一定的防癌作用。

（2）苤蓝含有丰富的维生素C等营养成分，将新鲜苤蓝榨汁喝，可促进胃与十二指肠溃疡的愈合。

（3）苤蓝含有丰富的维生素E，具有增强机体免疫力等作用。

（4）苤蓝含有大量的膳食纤维，能促进胃肠蠕动，可抑制肠内毒素和致癌物质的产生和吸收，可防治便秘、结肠癌、痔疮等疾病；同时可减少脂肪的吸收，有利于减肥。

● 大白菜有什么营养

大白菜又名白菜、包心白菜、结球白菜，含有丰富的维生素C和胡萝卜素；还含有脂肪、蛋白质、糖类、维生素B_1、维生素B_2、烟酸、维生素E、膳食纤维，以及矿物质

钾、钠、钙、磷、镁、锌、铜、铁、锰、硒等。其钙的含量比黄瓜高1.9倍、比番茄高5倍。

●吃大白菜对健康有什么好处

中医学认为，大白菜具有养胃生津、除烦解渴、利尿通便、化痰止咳、清热解毒等功效。吃大白菜对健康有如下好处：

（1）大白菜含有丰富的胡萝卜素，具有抗氧化、清除自由基，增强机体免疫力等作用。

（2）大白菜含水量很高，热能很低，是减肥者的极好食物。

（3）大白菜含有大量的钙，且钙磷的比值较好，易于吸收，是补钙的好食物。

（4）大白菜含有吲哚-3-甲醇，能够帮助分解与乳腺癌有关的雌激素，具有防治乳腺癌的作用。

（5）大白菜含有膳食纤维，能促进胃肠蠕动，可抑制肠内毒素和致癌物质的产生和吸收，可防治便秘、结肠癌、痔疮等疾病；同时可减少脂肪的吸收，有利于减肥。

●小白菜有什么营养

小白菜又名油白菜、白菜秧，含有丰富的胡萝卜素、维生素C和钾；还含有脂肪、蛋白质、糖类、膳食纤维、维生素B_1、维生素B_2、维生素E、叶酸、烟酸，以及矿物质钙、钠、磷、镁、锌、铜、铁、锰、硒、碘等。其钙、胡萝卜素、维生素C的含量都高于大白菜。

●吃小白菜对健康有什么好处

中医学认为，小白菜具有清热除烦、通利肠胃等功效。吃小白菜对健康有如下好处：

（1）小白菜含有丰富的维生素和矿物质，有助于增强机体免疫力。

（2）小白菜含有大量胡萝卜素，具有抗氧化、清除自由基，增强机体免疫力等作用。

（4）小白菜含有丰富的叶酸，具有预防巨幼红细胞性贫血和胎儿神经管缺陷的功效，还可促进胎儿和儿童发育。

（3）小白菜含有大量膳食纤维，能促进胃肠蠕动，可抑制肠内毒素和致癌物质的产生和吸收，可防治便秘、结肠癌、痔疮等疾病；同时可减少脂肪的吸收，有利于减肥。

●瓢儿白有什么营养

瓢儿白又名瓢儿菜，含有丰富的胡萝卜素、维生素C、钙和镁；还含有蛋白质、脂肪、糖类、膳食纤维、维生素B_2、烟酸，以及矿物质钾、钠、磷、铁、锌、锰、硒等。

●吃瓢儿白对健康有什么好处

中医学认为，瓢儿白具有防治便秘、泽肤健美等功效。吃瓢儿白对健康有如下好处：

（1）瓢儿白含有丰富的胡萝卜素，具有抗氧化、清除自由基，增强机体免疫力等作用。

（2）瓢儿白含有丰富的维生素C，能降低毛细血管壁的

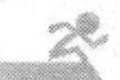

通透性，防治牙龈出血；促进伤口愈合等。

●莲花白有什么营养

莲花白又名圆白菜、洋白菜、卷心菜、包心菜、甘蓝，学名为“结球甘蓝”。莲花白含有丰富的蛋白质、糖类、膳食纤维、维生素C、叶酸；还含有维生素E、烟酸、β-胡萝卜素，以及矿物质钾、钙、钠、磷、镁、铁、锌、铜、钼、锰、铬、硒等。其维生素的含量比番茄高3倍。

●吃莲花白对健康有什么好处

中医学认为，莲花白具有补骨髓、利关节、壮筋骨、利五脏、调六腑、清热止痛等功效。吃莲花白对健康有如下好处：

（1）莲花白含有丰富的萝卜硫素，具有预防癌症的作用。

（2）莲花白含有微量元素铬，具有调节血糖、血脂的作用。

（3）莲花白含有丰富的异硫氰酸丙酯衍生物，能杀死体内的异常细胞。

（4）莲花白含维生素U样因子，能促进胃、十二指肠溃疡的愈合，还能预防胃溃疡恶变。

（5）莲花白含有丰富的吲哚衍生物，能抑制亚硝胺的合成，具有防治癌症的作用。

（6）莲花白所含的大量膳食纤维，能阻止毒素的吸收，促进排便，具有防癌的作用。

（7）莲花白所含的微量元素钼和锰能促进新陈代谢，有利于儿童生长发育，还具有很强的抗氧化作用，可延缓衰老。

● 花菜有什么营养

花菜又名花椰菜、菜花，有白、绿两种。绿色的又叫西兰花、绿菜花、青花菜。花菜含有丰富的维生素C、胡萝卜素、蛋白质、钙和镁；还含有脂肪、糖类、膳食纤维、维生素B_1、维生素B_2、维生素E、维生素K、叶酸、烟酸、类黄酮，以及矿物质钾、磷、钠、铁、铜、锌、锰、硒等。其维生素C的含量是大白菜的4倍，胡萝卜素的含量是大白菜的8倍，维生素B_2的含量是大白菜的2倍。相比之下，白、绿两种花菜营养和作用基本相同，绿色的花菜较白色的花菜的胡萝卜素含量要高些。绿色花菜胡萝卜素的含量是番茄含量的8倍、芹菜的15倍。

● 吃花菜对健康有什么好处

中医学认为，花菜具有强肾壮骨、健脾养胃等功效。吃花菜对健康有如下好处：

（1）花菜含维生素K，具有止血和维持骨骼强壮的作用。

（2）花菜的水含量很高，热能较低，是减肥的较佳食物之一。

（3）花菜含有多种吲哚衍生物，具有降低体内雌激素水平的作用，可预防乳腺癌的发生。

(4) 花菜含有抗氧化、防癌的微量元素硒，长期食用可降低乳腺癌、直肠癌、胃癌等癌症的发生率。

(5) 花菜含类黄酮，能阻止胆固醇氧化、防止血小板凝集，从而减少心脏病和脑卒中（俗称中风）的发生。

(6) 花菜含有二硫酚硫酮，可减少形成黑色素的酶的生成和阻止皮肤色素斑的形成，对肌肤有很好的美白效果。

(7) 花菜含有丰富的维生素 C，能降低毛细血管壁的通透性，防治牙龈出血；促进伤口愈合；促进铁的吸收，预防贫血；能降低血清三酰甘油和胆固醇，保护心血管，预防冠心病和动脉粥样硬化。

(8) 西兰花含有较多的叶酸，具有预防巨幼红细胞性贫血和胎儿神经管缺陷的功效，还可促进胎儿和儿童发育。

● 苋菜有什么营养

苋菜有绿色和紫（红）色之分，含有丰富的胡萝卜素、维生素 C、叶酸、钙、铁、镁；还含有蛋白质、脂肪、糖类、膳食纤维、维生素 B_1、维生素 B_2、维生素 E、烟酸，以及矿物质钾、钠、磷、铜、锌、锰、硒等。其铁和钙的含量高于菠菜的含量，胡萝卜素的含量高于茄果类的含量。

● 吃苋菜对健康有什么好处

中医学认为，苋菜具有清热解毒、补血止血、收敛止泻、除湿消肿、通利小便等功效。吃苋菜对健康有如下好处：

(1) 苋菜含有丰富的多种人体需要的维生素和矿物质，

而且易被吸收，可为人体提供丰富的营养物质，增强机体免疫力。

（2）苋菜含有丰富的铁，可防治缺铁性贫血，增强体质。

（3）苋菜含有丰富的钙，且容易被吸收，可促进牙齿和骨骼的生长，并能维持正常的心肌活动，预防肌肉痉挛及骨质疏松。

（4）苋菜含有丰富的胡萝卜素，具有抗氧化、清除自由基，增强机体免疫力等作用。

（5）苋菜含有丰富的叶酸，具有预防巨幼红细胞性贫血和胎儿神经管缺陷的功效，还可促进胎儿和儿童发育。

● 冬苋菜有什么营养

冬苋菜又名冬寒菜、马蹄菜，含有丰富的胡萝卜素和维生素C；还含有糖类、膳食纤维、蛋白质、脂肪、维生素B_1、维生素B_2、烟酸、多种人体必需氨基酸，以及矿物质钾、钙、磷、镁、钠、铁、锌、锰、铜、硒等。

● 吃冬苋菜对健康有什么好处

中医学认为，冬苋菜具有解毒清热、清利湿热、通利二便等功效。吃冬苋菜对健康有如下好处：

（1）冬苋菜含有丰富的多种维生素和微量元素，可促进生长发育，增强机体免疫力和预防癌症。

（2）冬苋菜含有丰富的胡萝卜素，具有抗氧化、清除自由基，增强机体免疫力等作用。

(3) 冬苋菜含有丰富的维生素C，能降低毛细血管壁的通透性，防治牙龈出血；促进伤口愈合；促进铁的吸收，预防贫血；能降低血清三酰甘油和胆固醇，保护心血管，预防冠心病和动脉粥样硬化。

●菠菜有什么营养

菠菜又名赤根菜、菠棱菜、波斯草、鹦鹉菜、鼠根菜、角菜，含有丰富的胡萝卜素、维生素B_6、维生素C、泛酸、叶酸、钙、铁和镁；还含有糖类、膳食纤维、维生素B_1、维生素B_2、叶黄素，以及矿物质钾、磷、锌、钠、锰、铜等。其维生素B_1和B_2的含量超过大多数蔬菜的含量。

●吃菠菜对健康有什么好处

中医学认为，菠菜具有养血、止血、敛阴、润燥等功效。吃菠菜对健康有如下好处：

(1) 菠菜含有丰富的维生素B_1和维生素B_2，可预防口角炎、脚气病等维生素缺乏症的发生。

(2) 菠菜含有丰富的胡萝卜素，具有抗氧化、清除自由基，增强机体免疫力等作用。

(3) 菠菜含有类胰岛素样物质，有利于保持血糖浓度的稳定。

(4) 菠菜含有大量的膳食纤维，能促进胃肠蠕动，可抑制肠内毒素和致癌物质的产生和吸收，可防治便秘、结肠癌、痔疮等疾病；同时可减少脂肪的吸收，有利于减肥。

(5) 菠菜含有大量的叶酸，具有预防巨幼红细胞性贫血和胎儿神经管缺陷的功效，还可促进胎儿和儿童发育。

切记：菠菜含有大量的草酸，草酸是有机酸中的强酸，具有一定的腐蚀性；与食物中的钙、铁、锌等结合后会生成草酸盐，从而影响其吸收。因此，吃菠菜时应先将菠菜放在开水里烫煮一下捞出再烹饪，这样可除掉菠菜中大部分草酸。

● 牛皮菜有什么营养

牛皮菜又名厚皮菜，含有丰富的胡萝卜素、维生素C、钙和钠；还含有蛋白质、脂肪、糖类、膳食纤维、维生素 B_1、维生素 B_2、烟酸，以及矿物质钾、镁、磷、铁、锌、铜、锰、硒等。

● 吃牛皮菜对健康有什么好处

中医学认为，牛皮菜具有清热、解毒、止血等功效。吃牛皮菜对健康有如下好处：

（1）牛皮菜含有大量维生素，能增强机体免疫力。

（2）牛皮菜含有大量矿物质，可纠正体内酸性环境，具有维持体内酸碱平衡的作用。

（3）牛皮菜含有大量膳食纤维，能促进胃肠蠕动，可抑制肠内毒素和致癌物质的产生和吸收，可防治便秘、结肠癌、痔疮等疾病；同时可减少脂肪的吸收，有利于减肥。

● 芹菜有什么营养

芹菜又名香芹、白芹、药芹，含有丰富的维生素C、胡萝卜素、钙、铁、钠；还含有蛋白质、脂肪、糖类、膳食纤

维、芹菜素、芹菜苷、维生素 B_1、维生素 B_2、维生素 E、叶酸、烟酸，以及矿物质钾、镁、磷、锌、铜、锰、硒、碘等。

● 吃芹菜对健康有什么好处

中医学认为，芹菜具有平肝、清热除烦、利水消肿、解毒宣肺、清肠通便、润肺止咳、降低血压、凉血止血、健脑镇静等功效。吃芹菜对健康有如下好处：

（1）芹菜含有大量的黄酮类物质如芹菜素、芹菜苷，可降低血压、血清胆固醇和血糖；具有抗氧化作用，可清除自由基，延缓衰老；具有抗菌、消炎、护肝和预防癌症等作用。

（2）芹菜含有丰富的膳食纤维，能促进胃肠蠕动，可抑制肠内毒素和致癌物质的产生和吸收，可防治便秘、结肠癌、痔疮等疾病；同时可减少脂肪的吸收，有利于减肥。

（3）芹菜含有挥发性物质，能增进食欲。

（4）芹菜含有丰富的维生素 B_1，能改善大脑和神经系统功能，可辅助治疗失眠，补充体力、消除疲劳，还可预防维生素 B_1 缺乏引起的脚气病。

切记：①芹菜特别适合高血压、动脉粥样硬化、糖尿病、缺铁性贫血等病人吃。②芹菜有降血压作用，血压偏低的人要少吃。

● 生菜有什么营养

生菜是叶用莴苣的俗称，因适合生吃而得名。生菜含有丰富的胡萝卜素、维生素 C；还含有膳食纤维、脂肪、糖类、蛋白质、抗氧化物、莴苣素、维生素 B_1、维生素 B_2、维生素 B_6、维生素 E、叶酸、烟酸、甘露醇，以及矿物质钙、磷、钾、钠、镁、铜、铁、锌、锰、硒等。其维生素 C 和膳食纤维的含量高于大白菜的含量。

● 吃生菜对健康有什么好处

中医学认为，生菜具有清肝、利胆和养胃等功效。吃生菜对健康有如下好处：

（1）生菜含有原儿茶酸，有抗菌作用。

（2）生菜能保护肝脏，促进胆汁形成，防止胆汁淤积，有效预防胆石症和胆囊炎。

（3）生菜所含的莴苣素有苦味，具有镇痛、催眠、降低血清胆固醇、治疗神经衰弱等功效。

（4）生菜含有干扰素诱生剂，可刺激机体正常细胞产生干扰素，从而产生一种“抗病毒蛋白”，可抑制病毒。

（5）生菜含有甘露醇等有效成分，可清除血液中的“垃圾”，具有血液消毒和利尿的作用；还能清除肠内毒素，防止便秘。

（6）生菜含有膳食纤维，能促进胃肠蠕动，可抑制肠内毒素和致癌物质的产生和吸收，可防治便秘、结肠癌、痔疮等疾病；同时可减少脂肪的吸收，有利于减肥。

● 香菜有什么营养

香菜又名芫荽，含有丰富的胡萝卜素、维生素 C、烟

酸、钙、钠、碘；还含有蛋白质、脂肪、糖类、膳食纤维、维生素 B_1、维生素 B_2、维生素 B_6、维生素 B_{12}、维生素 E、叶酸、泛酸，以及矿物质钾、镁、磷、铁、锌、铜、锰、硒等。其胡萝卜素的含量是番茄、黄瓜、茄子、菜豆的 10 倍以上，钙和铁的含量高于许多叶类蔬菜的含量。

● 吃香菜对健康有什么好处

中医学认为，香菜辛温香窜，内通心脾，外达四肢，辟一切不正之气，为温中健胃养生之品。吃香菜对健康有如下好处：

（1）香菜含有甘露醇、正葵醛、壬醛和芳樟醇等散发香气的挥发油物质，在一些菜中加入香菜能起到祛腥膻、增味道的独特作用，还有增加食欲、助消化的作用。

（2）香菜含有丰富的胡萝卜素，具有抗氧化、清除自由基，增强机体免疫力等作用。

● 白菜薹有什么营养

白菜薹又名菜薹、菜心，含有丰富的胡萝卜素、维生素 C、钙、钾；还含有蛋白质、脂肪、糖类、膳食纤维、维生素 B_1、维生素 B_2、维生素 E、烟酸，以及矿物质磷、钠、镁、铁、锌、锰、铜、硒等。

● 吃白菜薹对健康有什么好处

中医学认为，白菜薹具有清热除烦、解渴利尿、通则肠胃等功效。吃白菜薹对健康有如下好处：

(1) 白菜薹含有丰富的钾，有助于机体细胞水和电解质平衡，维持正常血压和心脏功能，可预防心血管疾病，并可增强神经肌肉组织的正常兴奋性。

(2) 白菜薹含有丰富的维生素C，能降低毛细血管壁的通透性，防治牙龈出血；促进伤口愈合；促进铁的吸收，预防贫血；能降低血清三酰甘油和胆固醇含量，保护心血管，预防冠心病和动脉粥样硬化。

(3) 白菜薹含有丰富的胡萝卜素，具有抗氧化、清除自由基，增强机体免疫力等作用。

(4) 白菜薹含有丰富的膳食纤维，能促进胃肠蠕动，可抑制肠内毒素和致癌物质的产生和吸收，可防治便秘、结肠癌、痔疮等疾病；同时可减少脂肪的吸收，有利于减肥。

● 紫菜薹有什么营养

紫菜薹又名红菜薹、红油菜薹，含有丰富的胡萝卜素、维生素C；还含有脂肪、蛋白质、糖类、膳食纤维、维生素B_1、维生素B_2、维生素E、维生素K、烟酸、花青素，以及矿物质钾、磷、钙、镁、铁、钠、锌、铜、硒等。其多种维生素的含量都高于大白菜、小白菜。

● 吃紫菜薹对健康有什么好处

中医学认为，紫菜薹具有除烦解渴、利尿通便、清热解毒等功效。吃紫菜薹对健康有如下好处：

(1) 紫菜薹含维生素K，具有止血和帮助维持骨骼强壮的作用。

(2) 紫菜薹含有丰富的胡萝卜素，具有抗氧化、清除自由基，增强机体免疫力等作用。

(3) 紫菜薹含有丰富的维生素C，能降低毛细血管壁的通透性，防治牙龈出血；促进伤口愈合；促进铁的吸收，预防贫血；能降低血清三酰甘油和胆固醇含量，保护心血管，预防冠心病和动脉粥样硬化。

(4) 紫菜薹含有花青素，能清除体内自由基，能养颜美容、延缓衰老，还有降血压、预防癌症等作用。

(5) 紫菜薹含有膳食纤维，能促进胃肠蠕动，可抑制肠内毒素和致癌物质的产生和吸收，可防治便秘、结肠癌、痔疮等疾病；同时可减少脂肪的吸收，有利于减肥。

● 茼蒿有什么营养

茼蒿又名菊花菜、蒿菜、茼蒿菜，含有丰富的胡萝卜素和钾；还含有蛋白质、脂肪、糖类、膳食纤维、维生素 B_1、维生素 B_2、维生素C、维生素E、叶酸、烟酸、挥发油、胆碱，以及矿物质钠、钙、磷、镁、铁、锌、锰、铜、硒、氯等。其胡萝卜素的含量超过一般蔬菜，是黄瓜、茄子含量的15倍～30倍；维生素C和钙的含量在绿叶蔬菜中居前列。

● 吃茼蒿对健康有什么好处

中医学认为，茼蒿具有清血养心、润肺消痰等功效。吃茼蒿对健康有如下好处：

(1) 茼蒿含有丰富的膳食纤维，能促进胃肠蠕动，可抑制肠内毒素和致癌物质的产生和吸收，可防治便秘、结肠癌、痔疮等疾病。

（2）茼蒿含有挥发油和胆碱，具有降血压和补脑的作用；还可消食开胃，增加食欲。

（3）茼蒿含有丰富的胡萝卜素，具有抗氧化、清除自由基，增强机体免疫力等作用。

（4）茼蒿含有大量钾、钙等矿物质，能调节体内水和电解质代谢、利水消肿。

（5）茼蒿含有丰富的叶酸，具有预防巨幼红细胞性贫血和胎儿神经管缺陷的功效，还可促进胎儿和儿童发育。

● 茴香有什么营养

茴香又名小茴香、香丝菜，含有丰富的胡萝卜素、维生素C、钙、钠、镁；还有蛋白质、脂肪、糖类、维生素B_1、维生素B_2、维生素E、烟酸、茴香油、茴香烯，以及矿物质钾、铁、磷、锌、铜、锰、硒等。

● 吃茴香对健康有什么好处

中医学认为，茴香具有散寒止痛、理气和胃等功效。吃茴香对健康有如下好处：

（1）茴香含有大量胡萝卜素，具有抗氧化、清除自由基，增强机体免疫力等作用。

（2）茴香含茴香油，能刺激胃肠神经血管、促进消化液分泌、增加胃肠蠕动，有健胃等功效。

（3）茴香含有茴香烯，能促进骨髓细胞成熟并释放入外周血液，有明显升高白细胞的作用，可防治白细胞减少症。

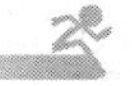

● 莴笋有什么营养

莴笋又名青笋、莴苣，含有丰富的胡萝卜素、钾和钠；还含有蛋白质、脂肪、糖类、膳食纤维、维生素 B_1、维生素 B_2、维生素 C、维生素 E、烟酸，以及矿物质钙、镁、锌、铁、磷、铜、锰、硒等。

● 吃莴笋对健康有什么好处

中医学认为，莴笋具有清热、利尿、活血、通乳等功效。吃莴笋对健康有如下好处：

（1）莴笋味道清新、略带苦味，可刺激消化酶的分泌，增进食欲。

（2）莴笋含有丰富的多种维生素和矿物质，具有调节神经系统功能的作用。

（3）莴笋的乳状浆液，能增强胃液、消化腺和胆汁的分泌，从而促进消化器官的功能，可防治便秘。

（4）莴笋的钾含量较高，有利于体内的水和电解质平衡，可促进排尿，具有预防高血压、水肿、心脏病等疾病的作用。

● 蕹蕹菜有什么营养

藤藤菜又名蕹菜、空心菜、通心菜，含有丰富的胡萝卜素、膳食纤维、维生素 C、钾和钙；还含有蛋白质、脂肪、糖类、维生素 B_1、维生素 B_2、维生素 E、烟酸，以及矿物质钠、镁、磷、铁、锌、铜、锰、硒等。其维生素的含量高于大白菜。

● 吃藤藤菜对健康有什么好处

中医学认为，藤藤菜有清热、凉血、滑肠、润燥、解毒等功效。吃藤藤菜对健康有如下好处：

（1）藤藤菜中的叶绿素具有抗贫血、解毒、消炎、脱臭等作用。

（2）藤藤菜含有类胰岛素样物质，能降低血糖，可防治糖尿病。

（3）藤藤菜含有大量的胡萝卜素，具有抗氧化、清除自由基，增强机体免疫力等作用。

（4）藤藤菜含有极为丰富的膳食纤维，能促进胃肠蠕动，可抑制肠内毒素和致癌物质的产生和吸收，可防治便秘、结肠癌、痔疮等疾病；同时可减少脂肪的吸收，有利于减肥。

● 黄花菜有什么营养

黄花菜又名金针花、金针菜，有干鲜之分。黄花菜含有丰富的胡萝卜素、膳食纤维、糖类、蛋白质、花粉、磷脂酰胆碱、冬碱，以及较高的钙、钾、磷、铁、镁、钠等矿物质；还含有少量的脂肪、维生素 B_1、维生素 B_2、维生素 B_6、维生素 C、维生素 E、维生素 K、叶酸、泛酸、烟酸，以及矿物质锌、锰、铜、硒等。

●吃黄花菜对健康有什么好处

中医学认为，黄花菜具有消肿、利尿、解热、止痛、补血、健脑等功效。吃黄花菜对健康有如下好处：

（1）黄花菜含有丰富的磷脂酰胆碱，能促进肝细胞再生，预防脂肪肝；可降低血清胆固醇，防治动脉粥样硬化、冠心病；促进大脑发育，增强记忆力，延缓衰老，消除疲劳；还有一定的美容作用。

（2）黄花菜含有冬碱等成分，具有止血、消炎、利尿、安神等作用。

（3）黄花菜含有丰富的钾，有助于机体细胞水和电解质平衡，维持正常血压和心脏功能，可预防心血管疾病，并可增强神经肌肉组织的正常兴奋性。

（4）黄花菜含有丰富的胡萝卜素，具有抗氧化、清除自由基，增强机体免疫力等作用。

（5）黄花菜含有丰富的膳食纤维，能促进胃肠蠕动，可抑制肠内毒素和致癌物质的产生和吸收，可防治便秘、结肠癌、痔疮等疾病。

切记：①鲜黄花菜含有秋水仙碱，吃前应先把鲜黄花菜用开水焯一下，再用清水浸泡2个小时以上，捞出后用水洗净，炒熟吃；否则一次吃得太多会引起中毒。②吃干黄花菜时，吃前用清水或温水进行多次浸泡后再烹调，这样可以去掉不法商贩用硫磺熏制后残留的有害物质二氧化硫等。

● 韭菜、韭菜薹和韭黄有什么营养

韭菜又名扁菜、壮阳草，一般春天和秋天收割韭菜，夏天收割韭菜薹（韭菜花），冬天软化栽培韭黄（黄韭、韭白）。韭菜、韭菜薹、韭黄均含有丰富的胡萝卜素、维生素C、膳食纤维；还含有蛋白质、糖类、脂肪、维生素B_1、维生素B_2、维生素E、叶酸、烟酸、硫化丙烯，以及矿物质钙、磷、钾、钠、镁、铁、锌、铜、锰、硒等。韭菜的矿物质和维生素的含量都高于韭黄，钙、铁、磷、胡萝卜素的含量是韭黄的3倍～4倍；韭黄因栽培时不见阳光而呈黄白色，不含叶绿素，但韭黄的硒含量高于韭菜。

● 吃韭菜、韭菜薹和韭黄对健康有什么好处

《本草纲目》记载：韭菜有补肝肾、暖腰膝、壮阳固精等功效。吃韭菜对健康有如下好处：

（1）韭菜和韭菜薹含有丰富的铁和叶绿素，是缺铁性贫血病人补铁的最佳蔬菜之一，能促进血红蛋白和肌红蛋白的合成，可增强体质。

（2）韭菜含有挥发油和硫化丙烯等特殊成分，具有促进食欲、降血脂、杀菌的作用，可防治心脑血管疾病和高血压。

（3）韭菜、韭菜薹、韭黄均含有丰富的膳食纤维，能促进胃肠蠕动，可抑制肠内毒素和致癌物质的产生和吸收，可防治便秘、结肠癌、痔疮等疾病；同时可减少脂肪的吸收，

有利于减肥。

(4) 韭菜和韭菜薹含有丰富的胡萝卜素，具有抗氧化、清除自由基，增强机体免疫力等作用。

(5) 韭黄含大量的硒，可降低胃液内亚硝酸盐的含量，对预防胃癌等多种癌症有一定作用。

● 辣椒有什么营养

辣椒又名尖椒、海椒，其品种有大椒、小椒、甜椒、灯笼椒、柿子椒、菜椒之分，其果实有鲜辣椒和干辣椒之分。果实未成熟时呈绿色即称青辣椒，成熟后变成紫色、黄色或红色。

辣椒含有丰富的胡萝卜素、维生素 C、钙和碘；还含有蛋白质、脂肪、糖类、膳食纤维、维生素 B_1、维生素 B_2、维生素 E、维生素 K、维生素 P、烟酸、苹果酸、柠檬酸、辣椒素、番茄红素（红辣椒），以及矿物质钾、磷、铁、钠、镁、锌、铜、锰、硒、钴等。

● 吃辣椒对健康有什么好处

中医学认为，辣椒具有通经活络、活血化瘀、祛风散寒、开胃健脾、补肝明目、温中下气、抑菌止痒和防腐驱虫等功效。吃辣椒对健康有如下好处：

(1) 辣椒所含的辣椒素，可刺激唾液和胃液分泌，增强食欲，促进胃肠蠕动，帮助消化；具有抗氧化作用，可终止组织细胞的癌变过程，降低癌症的发生率；可促进脂肪新陈代谢、防止体内脂肪积存，具有降脂减肥的作用；还可促进血液循环，使心跳加快、血管扩张，缓解手脚发凉、怕冷等表现。

（2）辣椒含有丰富的维生素C，能降低毛细血管壁的通透性，防治牙龈出血；促进伤口愈合；促进铁的吸收，预防贫血；能降低血清三酰甘油和胆固醇，保护心血管，预防冠心病和动脉粥样硬化。

（3）辣椒含有丰富的胡萝卜素，具有抗氧化、清除自由基，增强机体免疫力等作用。

（4）辣椒含有较高的微量元素钴，钴是人体合成维生素B_{12}的必需原料，具有促进造血的作用。

（5）红辣椒含有丰富的番茄红素，可增强机体免疫力，防治癌症；能降低血清胆固醇和血压；能清除体内的自由基，延缓衰老等。

切记：辣椒不能吃得过多，否则辣椒素会剧烈刺激胃肠黏膜，引起胃痛、腹泻、肛门烧灼刺疼，甚至会诱发胃肠疾病，促使痔疮出血等。最新研究还认为辣椒具有抗癌和致癌的双重作用，过量的辣椒素有致癌的作用。

●番茄有什么营养

番茄又名西红柿，有大小番茄之分。番茄含有丰富的胡萝卜素、维生素C、维生素P、叶酸和钾；还含有糖类、蛋白质、脂肪、维生素B_1、维生素B_2、烟酸、维生素E、膳食纤维、番茄红素、番茄碱、谷胱甘肽、有机酸、酶，以及矿物质磷、钙、钠、镁、铁、锌、铜、锰、硒、碘等。其维生素C的含量居蔬菜前列。番茄所含的番茄红素是自然界较强的抗氧化剂。此外，番茄所含矿物质如铁、镁、钙等也很丰富。每人每天吃 300 克番茄即可满足人体对多种维生素和矿物质的需求。

● 吃番茄对健康有什么好处

中医学认为，番茄具有清热解毒、凉血平肝、降血压等功效。番茄既能当蔬菜吃，又能当水果吃。吃番茄对健康有如下好处：

（1）番茄含的番茄红素是一种天然的功能性色素，可增强机体免疫力，有良好的防治癌症等功效；能降低血清胆固醇，还有降血压作用；能清除体内的自由基，延缓衰老等。

（2）番茄含番茄碱，具有抑制真菌和细菌的作用。

（3）番茄含有苹果酸、柠檬酸等有机酸，可促进胃液的分泌，有助消化作用。

（4）番茄含有谷胱甘肽，能抑制酪氨酸酶的活性，可清除体内有毒物质，具有推迟细胞衰老，减少沉着于皮肤和内脏的色素，以及降低癌症发生率的作用。

（5）番茄含有丰富的胡萝卜素和维生素 C，有祛斑、美容、护肤等作用，还具有抗氧化、清除自由基，增强机体免疫力的作用。

（6）番茄含有丰富的维生素 P，与维生素 C 协同作用，能降低血清胆固醇，可预防动脉粥样硬化及冠心病等。

（7）番茄含有丰富的叶酸，具有预防巨幼红细胞性贫血和胎儿神经管缺陷的功效，还可促进胎儿和儿童发育。

（8）番茄含有大量的钾，能促进血液中钠盐的排出，具有降血压、利尿、消肿的作用，可辅助治疗高血压、肾脏病等。

(9) 番茄含有较多的铁，可防治缺铁性贫血，增强体质。

切记：番茄中所含的番茄红素和胡萝卜素这两种抗氧化剂是脂溶性物质，只有溶解在脂肪里才能被吸收。如果单独生吃番茄或榨汁喝，会影响它们的吸收。建议最好用番茄炒鸡蛋吃，或与其他含油脂食物一起吃。如果只把番茄当水果吃来补充维生素C，则以生吃为好，因加热会破坏维生素C。

● 洋葱有什么营养

洋葱又名葱头、胡葱、玉葱，在欧美国家，洋葱被誉为“蔬菜皇后”。洋葱含有丰富的钙、铁、硫化丙烯、蒜素、前列腺素、谷胱甘肽；还含有蛋白质、脂肪、糖类、膳食纤维、胡萝卜素、维生素 B_1、维生素 B_2、维生素C、维生素E、叶酸、烟酸，以及矿物质钾、钠、磷、镁、锌、铜、锰、硒、碘等。

● 吃洋葱对健康有什么好处

中医学认为，洋葱具有健胃、消食、平肝、润肠、祛痰、利尿、发汗和解毒杀虫等功效。吃洋葱对健康有如下好处：

(1) 洋葱含有一种洋葱精油，可降低血清胆固醇，能提高体内纤维蛋白溶解酶的活性，对改善动脉粥样硬化很有益处。

(2) 洋葱含有硫化丙烯等挥发油，具有杀灭多种病菌的

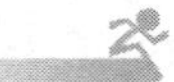

作用。

(3) 洋葱含有甲苯磺丁脲类似物质，具有降低血糖等功效，可防治糖尿病。

(4) 洋葱含有丰富的微量元素硒，能清除机体代谢产生的自由基，可延缓衰老、增强机体免疫力和防治癌症。

(5) 洋葱所含的前列腺素能扩张血管、降低血液黏稠度，对高血压、高血脂和心脑血管疾病病人有保健作用。

(6) 洋葱所含的谷胱甘肽是一种抗衰老物质，可延缓衰老，使人延年益寿。

(7) 洋葱还含有一定的钙，近年来，瑞士科学家发现常吃洋葱能提高骨密度，有助于防治骨质疏松。

(8) 洋葱所含的蒜素具有杀菌、抑菌能力，能有效杀灭病原菌、真菌和寄生虫。洋葱生吃效果更好。

● 蒜苗和蒜薹有什么营养

蒜苗又名青蒜，是大蒜幼苗发育到一定时期的青苗；蒜薹是大蒜的花茎。蒜苗和蒜薹含有丰富的维生素 C、蒜素、叶酸、钾、磷、钙和镁；还含有蛋白质、脂肪、糖类、膳食纤维、胡萝卜素、维生素 B_1、维生素 B_2、烟酸、维生素 B_6、维生素 E，以及矿物质钠、铁、锌、铜、锰、硒等。

● 吃蒜苗和蒜薹对健康有什么好处

中医学认为，蒜苗具有杀虫、利尿消肿、解毒等功效，蒜薹具有健脾、祛寒、杀菌等功效。蒜苗和蒜薹具有大蒜的香辣味道，但无大蒜的辛辣刺激性。吃蒜苗和蒜薹对健康有如下好处：

（1）蒜苗和蒜薹所含的蒜素具有杀菌、抑菌能力，能有效杀灭病原菌、真菌和寄生虫。

（2）蒜苗和蒜薹所含蒜素与维生素 B_1 结合，可产生蒜硫胺素，具有消除疲劳、增强体力的作用。

（3）蒜苗和蒜薹能诱导肝细胞脱毒酶的活性，可阻断亚硝胺致癌物质的合成，从而预防癌症的发生。

（4）蒜苗和蒜薹含有丰富的维生素 C，能降低毛细血管壁的通透性，防治牙龈出血；促进伤口愈合；促进铁的吸收，预防贫血；还能降低血清三酰甘油和胆固醇，保护心血管，预防冠心病和动脉粥样硬化。

（5）蒜苗和蒜薹含有大量膳食纤维，能促进胃肠蠕动，可抑制肠内毒素和致癌物质的产生和吸收，可防治便秘、结肠癌、痔疮等疾病；同时可减少脂肪的吸收，有利于减肥。

（6）蒜苗含有丰富的叶酸，具有预防巨幼红细胞性贫血和胎儿神经管缺陷的功效，还可促进胎儿和儿童发育。

切记：蒜苗和蒜薹不可过度烹调，以免破坏其有效成分。

●大蒜有什么营养

大蒜因其头大而得名，主要有独头蒜、大瓣蒜、小瓣蒜、紫皮蒜和白皮蒜之分。现代医学研究证实，大蒜集 100 多种药用和保健成分于一身，其中含硫挥发物 43 种、硫化亚磺酸酯类（如蒜素）13 种、肽类 8 种、苷类 12 种、酶类 11 种。大蒜还含有蒜氨酸、维生素 B_1、维生素 B_2、维生素

C、维生素 E、泛酸、叶酸、烟酸、糖类、蛋白质、脂肪、膳食纤维、胡萝卜素、柠檬醛，以及矿物质硒、钾、磷、镁、钙、铁、钙、钠、铜、锗、硅、铝、锌等。其硒的含量居蔬菜之冠。

● 吃大蒜对健康有什么好处

中医学认为，大蒜具有解滞气、暖脾胃、消症积、解毒杀虫等功效。大蒜素有“天然抗生素”的美誉。吃大蒜对健康有如下好处：

（1）大蒜能促进新陈代谢，降低血清胆固醇和三酰甘油，并有降血压、降血糖的作用，对高血压、高血脂、动脉粥样硬化、糖尿病等有一定疗效。

（2）蒜氨酸是大蒜独有的成分，经蒜氨酸酶分解后生成蒜素。蒜素与维生素 B_1 结合，可产生蒜硫胺素，具有消除疲劳、增强体力的作用。蒜素还具有杀菌、抑菌能力，能有效杀灭病原菌、真菌和寄生虫。

（3）大蒜含有较多的叶酸，具有预防巨幼红细胞性贫血和胎儿神经管缺陷的功效，还可促进胎儿和儿童发育。

（4）大蒜含有丰富的微量元素硒，能清除机体代谢产生的自由基，可延缓衰老、增强机体免疫力和防治癌症。

（5）大蒜含挥发油，能加快血液流向皮脂腺和毛囊的速度，从而促进毛发生长。把蒜泥敷在头皮上，可以改善毛发生长，还可去头屑。

（6）近年医学研究结果表明，大蒜不但能抑制致癌物质如亚硝胺在体内的合成，而且对癌细胞有直接的杀伤作用。

（7）大蒜油或大蒜汁能有效防止高脂饮食引起的血清胆固醇升高、血液凝固性增强和纤维蛋白溶解活性降低等现象。

● 葱有什么营养

葱又名青葱、四季葱，有大葱与小葱（香葱）之分。葱含有丰富的维生素C、胡萝卜素、糖类；还含有蛋白质、脂肪、膳食纤维、维生素B_1、维生素B_2、维生素B_6、维生素E、维生素K、叶酸、泛酸、烟酸、烯丙基硫醚、蒜素，以及矿物质钾、钙、钠、镁、铁、锌、磷、铜、锰、硒等。

● 吃葱对健康有什么好处

中医学认为，葱具有发汗散寒、开胃健脾、止咳祛痰、解毒消肿等功效。吃葱对健康有如下好处：

（1）葱含有多种营养成分，具有降血脂、降血压、降血糖的作用。

（2）葱含有大量的维生素C和微量元素锌，有助于增强机体免疫力。

（3）葱含蒜素，有较强的杀菌作用。

（4）葱含烯丙基硫醚，可刺激消化液的分泌，增进食欲。

（5）葱含有丰富的微量元素硒，能清除机体代谢产生的自由基，可延缓衰老、增强机体免疫力和防治癌症。

● 姜有什么营养

姜又名生姜、黄姜、均姜，有鲜姜和老姜之分。姜含有蛋白质、脂肪、糖类、膳食纤维、胡萝卜素、维生素 B_2、维生素 C、烟酸，以及矿物质钾、镁、磷、钙、锰、钠、锌、铜、铁、硒等。生姜的辣味成分姜辣素主要有姜酮、姜醇、姜酚，它们具有一定的挥发性。

● 吃姜对健康有什么好处

中医学认为，生姜具有发汗解表、温中止呕、温肺止咳等功效。俗话说："冬吃萝卜夏吃姜，不用医生开药方"。由此可见，夏天吃姜最好，犹如吃补药。吃姜对健康有如下好处：

（1）姜含有姜辣素，能刺激舌头的味觉神经和胃黏膜上的感受器，具有促进消化、增进食欲的作用；可抑制机体对胆固醇的蓄积；还有延缓衰老、保护心脏、预防胆结石等作用。

（2）姜所含的挥发性姜酮和姜酚，具有活血、祛寒、除湿、发汗等作用。当受凉或感冒时熬些姜汤喝，有很好的预防和治疗作用。

（3）生姜是治疗恶心、呕吐的中药，有"呕家圣药"的美誉。

切记：①姜味道辛辣，一次不可多吃，否则会产生口干、咽痛、便秘等症状。②便秘或痔疮病人不宜吃。③烂姜、冻姜不能吃，因为姜变质后会产生一种黄樟素，可致肝癌、食管癌等疾病。

● 金针菇有什么营养

金针菇的学名为毛柄金钱菌，又名金菇、朴菇、冬菇，日本称其为“增智菇”、“一休菇”。金针菇含有胡萝卜素、糖类、蛋白质、脂肪、膳食纤维、维生素 B_1、维生素 B_2、维生素 B_6、维生素 C、维生素 D、维生素 E、叶酸、泛酸、烟酸、朴菇素，以及矿物质钾、钠、磷、镁、铁、铜、锌、锰、硒等。其蛋白质中赖氨酸和精氨酸含量特别高。

● 吃金针菇对健康有什么好处

中医学认为，金针菇具有利肝脏、益肠胃、增智等功效。吃金针菇对健康有如下好处：

（1）金针菇含有丰富的膳食纤维，能促进胃肠蠕动，可抑制肠内毒素和致癌物质的产生和吸收，可防治便秘、结肠癌、痔疮等疾病；同时可减少脂肪的吸收，有利于减肥，特别适合肥胖者食用。

（2）金针菇的锌含量较高，具有促进儿童智力发育和健脑的作用。

（3）金针菇含朴菇素和朴菇多糖，具有增强机体免疫力、预防癌症等作用。

（4）金针菇的赖氨酸和精氨酸含量特别高，能促进儿童生长发育，还可预防冠心病、高血压、心肌梗死、动脉粥样硬化等疾病。

（5）金针菇是高钾低钠食物，特别适合高血压病人和中

老年人食用。

切记：①新鲜的金针菇含有秋水仙碱，不能生吃，必须加热煮熟后食用；否则秋水仙碱容易被氧化成有毒的二秋水仙碱，导致食物中毒。②金针菇含大量膳食纤维，一次不宜吃得太多，以避免导致腹泻。建议将其切成小段后再烹制，以免吃时半节入喉半节还嵌在牙上，影响吞咽。

●蘑菇有什么营养

蘑菇又名双孢蘑菇、白蘑菇、肉菌、蘑菇菌，含有胡萝卜素、糖类、蛋白质、膳食纤维、脂肪、维生素 B_1、维生素 B_2、维生素 C、维生素 D、维生素 E、维生素 K、烟酸、核苷酸、双链核糖核酸、酪氨酸酶，以及矿物质钾、磷、镁、钠、钙、铁、锌、铜、锰、硒、钴等。其蛋白质中异亮氨酸、亮氨酸和赖氨酸的含量高于牛肉、牛奶、大豆中的含量。

●吃蘑菇对健康有什么好处

中医学认为，蘑菇具有补肾、利尿、治腰酸痛、渗湿、健脾、止泻等功效。吃蘑菇对健康有如下好处：

（1）蘑菇含的核苷酸，具有保护肝脏的作用。

（2）蘑菇含有双链核糖核酸等多种抗病毒成分，能诱导产生干扰素，具有抗病毒能力。

（3）蘑菇含有酪氨酸酶，具有降血压和降血脂的作用。

（4）蘑菇含有丰富的微量元素硒和多糖类物质，能清除机体代谢产生的自由基，可延缓衰老、增强机体免疫力和防治癌症等。

(5) 蘑菇含有丰富的微量元素钴，钴是人体合成维生素B_{12}的必需原料，具有促进造血的作用。

(6) 蘑菇含有丰富的铁，可防治缺铁性贫血，增强体质。

(7) 蘑菇含有大量的赖氨酸，可以提高机体对食物中蛋白质的合成和利用，从而促进儿童生长发育和调节新陈代谢等。

(8) 蘑菇含有难以消化的膳食纤维木质素，能减少胆固醇、糖分的吸收，可预防便秘、肠癌、动脉粥样硬化和糖尿病等。

● 香菇有什么营养

香菇又名冬菇、香菌，素有“菇中之王”、“蘑菇皇后”的美称。香菇含有蛋白质、脂肪、糖类、膳食纤维、维生素B_2、维生素C、烟酸、叶酸、双链核糖核酸、嘌呤、胆碱、酪氨酸、氧化酶，以及矿物质钙、磷、钾、钠、镁、铁、锌、铜、锰、硒等。其蛋白质中含有人体必需的8种氨基酸中的7种。香菇还含有麦角固醇，经过阳光照射，可转化成维生素D。

● 吃香菇对健康有什么好处

中医学认为，香菇具有补气健脾、和胃益肾等功效。吃香菇对健康有如下好处：

(1) 香菇含有多糖类物质，具有降低血脂、增强机体免

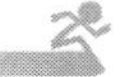

疲力、预防癌症等作用。

（2）香菇含有大量B族维生素，可促进儿童生长发育、增进食欲、调节新陈代谢、补充体力、消除疲劳、维持皮肤和肌肉的健康、增进免疫系统和神经系统的功能、预防贫血等。

（3）香菇含有钙、磷等多种矿物质，经阳光晒干后的香菇还含有较多维生素D，可促进儿童骨骼发育和预防骨质疏松。

（4）香菇含有大量的赖氨酸和精氨酸，能促进儿童生长发育，还可预防冠心病、高血压、心肌梗死、动脉粥样硬化等疾病。

（5）香菇含有丰富的钾，有助于机体细胞水和电解质平衡，维持正常血压和心脏功能，可预防心血管疾病，并可增强神经肌肉组织的正常兴奋性。

（6）香菇含有双链核糖核酸，能诱导产生干扰素，具有抗病毒能力。

（7）香菇含有嘌呤、胆碱、酪氨酸、氧化酶和某些核酸物质，具有降血压、血清胆固醇和血脂的作用，还可预防动脉粥样硬化和肝硬化等疾病。

（8）香菇含有丰富的膳食纤维，能促进胃肠蠕动，可抑制肠内毒素和致癌物质的产生和吸收，可防治便秘、结肠癌、痔疮等疾病；同时可减少脂肪的吸收，有利于减肥。

●平菇有什么营养

平菇又称侧耳、耳菇，是食用菌中最普通的一种。平菇含有胡萝卜素、蛋白质、脂肪、糖类、膳食纤维、维生素B_1、维生素B_2、维生素B_6、维生素B_{12}、维生素C、维生素D、维生素E、叶酸、泛酸、烟酸、平菇素、双链核糖核酸，以及矿物质钙、磷、钾、钠、镁、铁、锌、铜、锰、硒等。其蛋白质的氨基酸组成中异亮氨酸、亮氨酸和赖氨酸的含量高于牛肉、牛奶、大豆的含量。

●吃平菇对健康有什么好处

中医学认为，平菇具有养胃补脾、除湿驱寒、舒筋活络、和中润肠、增进食欲等功效。吃平菇对健康有如下好处：

（1）平菇含有丰富的微量元素硒和多糖类物质，能清除机体代谢产生的自由基，可延缓衰老、增强机体免疫力和防治癌症等。

（2）平菇含有能刺激机体产生干扰素的诱导物质——双链核糖核酸，能强烈抑制病毒增生。

（3）平菇所含的平菇素有较强的抗菌作用。

（4）平菇含有多种维生素和矿物质，可改善新陈代谢，具有增强体质、调节自主神经功能等作用。

（5）平菇含有膳食纤维，能促进胃肠蠕动，可抑制肠内毒素和致癌物质的产生和吸收，可防治便秘、结肠癌、痔疮等疾病；同时可减少脂肪的吸收，有利于减肥。

●竹笋有什么营养

竹笋大体上可分为冬笋、春笋、鞭笋三大类。竹笋含有

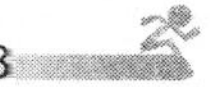

丰富的膳食纤维、蛋白质、钙和钾；还含有脂肪、糖类、维生素B_1、维生素B_2、维生素C、维生素E、叶酸、烟酸，以及矿物质钠、镁、磷、铁、锌、铜、锰、硒等。

●吃竹笋对健康有什么好处

中医学认为，竹笋具有清热化痰、利水消肿、润肠通便等功效。其营养价值被誉为“天下第一素食”、“寒士山珍”。吃竹笋对健康有如下好处：

（1）竹笋的植物性蛋白质、维生素和矿物质的含量都很高，有助于增强机体免疫力，提高防病抗病能力。

（2）竹笋含有丰富的微量元素硒和锌，能清除机体代谢产生的自由基，可延缓衰老、增强机体免疫力和防治癌症等。

（3）竹笋所含的酪氨酸，对甲状腺激素和肾上腺素的形成有重要作用。

（4）竹笋含有一种含氮物质，具有开胃、促进消化、增强食欲的作用。

（5）竹笋含有较多的叶酸，具有预防巨幼红细胞性贫血和胎儿神经管缺陷的功效，还可促进胎儿和儿童发育。

（6）竹笋具有低脂肪、低糖、高蛋白质的特点，且含有丰富的钾、钙和B族维生素，是减肥的最佳蔬菜之一。

（7）竹笋含有大量的膳食纤维，能促进胃肠蠕动，可抑制肠内毒素和致癌物质的产生和吸收，可防治便秘、结肠癌、痔疮等疾病；同时可减少脂肪的吸收，有利于减肥。

● 芋头有什么营养

芋头又名香芋、毛芋、山芋，含有丰富的淀粉、胡萝卜素；还含有蛋白质、膳食纤维、维生素 B_1、维生素 B_2、维生素 C、维生素 E、脂肪、糖类、烟酸、黏液皂素、皂角苷，以及矿物质钾、磷、钙、钠、镁、铁、锌、铜、硒、氟等。芋头的营养价值近似于土豆，又不含龙葵素，易于消化而不会引起中毒，是一种很好的成碱性食物。芋头的“儿子”即芋儿，“母子”具有相同的营养价值。

● 吃芋头对健康有什么好处

中医学认为，芋头具有健胃、宽肠、通便、散结、补中、益肝肾、添精益髓等功效。吃芋头对健康有如下好处：

（1）芋头含有丰富的膳食纤维，能促进胃肠蠕动，可抑制肠内毒素和致癌物质的产生和吸收，可防治便秘、结肠癌、痔疮等疾病；同时可减少脂肪的吸收，有利于减肥。

（2）芋头含有丰富的氟，具有洁齿防龋、保护牙齿的作用。

（3）芋头含有丰富的黏液皂素和矿物质，可帮助机体纠正微量元素缺乏导致的生理异常；同时能增进食欲、帮助消化。

（4）芋头含的皂角苷可抑制脂肪吸收，促进脂肪分解。

（5）芋头含有一种黏蛋白，可增强机体免疫力，还可减少脂类的吸收，防止动脉粥样硬化。

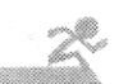

藕有什么营养

藕又名莲藕，含有丰富的淀粉、维生素C、胡萝卜素、膳食纤维、钙；还含有蛋白质、脂肪、维生素 B_1、维生素 B_2、维生素E、烟酸、单宁，以及矿物质钾、磷、钠、铁、镁、锰、锌、铜、硒、碘等。

吃藕对健康有什么好处

中医学认为，藕生吃能消瘀清热、除烦解渴、止血健胃；熟吃能补心益肾，具有滋阴养血等功效，可以补五脏之虚，强壮筋骨，补血养血。吃藕对健康有如下好处：

（1）藕含有丰富的植物性蛋白质、胡萝卜素、维生素、矿物质等营养物质，有明显的补益作用，可增强机体免疫力。

（2）藕含钙量较高，可预防骨质疏松。

（3）藕含单宁，具有止泻和止血作用。

（4）藕含有大量膳食纤维，能促进胃肠蠕动，可抑制肠内毒素和致癌物质的产生和吸收，可防治便秘、结肠癌、痔疮等疾病；同时可减少脂肪的吸收，有利于减肥。

（5）藕含有黏蛋白，能与机体内胆酸盐、食物中的胆固醇及三酰甘油（甘油三酯）结合，使其从粪便中排出，从而减少脂类的吸收，防止动脉粥样硬化。

荸荠有什么营养

荸荠又名马蹄，四川称慈姑，其皮色紫黑，肉质洁白，

味甜多汁，清脆可口，自古有“地下雪梨”的美誉。荸荠含有糖类、蛋白质、脂肪、膳食纤维、胡萝卜素、维生素 B_1、维生素 B_2、维生素 C、维生素 E、烟酸、荸荠英、黏液质，以及矿物质磷、钾、钠、钙、镁、铁、锌、锰、铜、硒等。

● 吃荸荠对健康有什么好处

中医学认为，荸荠具有清热化痰、开胃消食、生津润燥、明目醒酒等功效。吃荸荠对健康有如下好处：

（1）荸荠含有膳食纤维和淀粉，能促进胃肠蠕动，可防治便秘。

（2）荸荠含有丰富的黏液质及维生素，具有润燥清热作用，并对皮肤细胞新陈代谢有益。

（3）荸荠所含的荸荠英，对金黄色葡萄球菌、大肠埃希菌和铜绿假单胞菌等病原菌有一定的抑制作用，并有降血压作用。

● 南瓜有什么营养

南瓜又名麦瓜、倭瓜、金瓜、饭瓜。南瓜含有糖类、β-胡萝卜素、维生素 B_1、维生素 B_2、维生素 B_6、维生素 C、维生素 E、膳食纤维、麦门冬素、蛋白质、脂肪、葫芦巴碱、南瓜籽碱、环丙基氨基酸、甘露醇，以及矿物质铬、钾、钙、镁、磷、铁、锌、铜、硒等。其蛋白质的氨基酸组成中赖氨酸、亮氨酸、异亮氨酸、苯丙氨酸、苏氨酸、瓜氨酸的含量较高；铬的含量在蔬菜中是最高的，维生素 C 的含量高于黄瓜。

●吃南瓜对健康有什么好处

中医学认为，南瓜具有补中益气、消炎止痛、解毒杀虫等功效。吃南瓜对健康有如下好处：

（1）南瓜属高钙、高锌、高铁、低钠食品，具有预防骨质疏松和防治高血压的作用，特别适合中老年人和高血压病人食用。

（2）南瓜多糖是一种非特异性免疫增强剂，能增强机体免疫力、预防癌症等。

（3）南瓜含有丰富的锌，可促进儿童生长发育、增强机体免疫力等。

（4）南瓜含有葫芦巴碱、南瓜籽碱等，能消除和催化分解致癌物质亚硝胺，有预防癌症等功效，还有降低血糖、血清胆固醇等作用。

（5）南瓜含有丰富的水溶性膳食纤维果胶，能让人产生饱腹感，可促进胃肠蠕动，防治便秘；减少脂肪的吸收，起到减肥作用；还能有效预防高血压、高血脂和高血糖。

（6）南瓜含的环丙基氨基酸，可促进胰岛素的分泌，增强胰岛素受体的敏感性，同时可激活葡萄糖酶，加快葡萄糖的转化，降低血糖浓度。

（7）南瓜所含的微量元素铬是葡萄糖耐量因子的活性中心，可刺激葡萄糖的摄取，并促进体内胰岛素的释放，使糖尿病病人胰岛素分泌正常。

（8）南瓜含有丰富的维生素 E 和 β－胡萝卜素，可清除自由基、延缓衰老，提高机体免疫力，预防血管硬化、防止胆固醇沉积、减少心血管疾病的发生。

(9) 南瓜含有瓜氨酸，可维持身体酸碱平衡，能帮助身体消除疲劳、减轻压力，还可驱除蛔虫、绦虫、姜片吸虫等寄生虫。

● 冬瓜有什么营养

冬瓜又名枕瓜、白冬瓜、青冬瓜，除含有大量的水分外，还含有丰富的维生素 C、维生素 B_1、维生素 B_2、烟酸和钾；还含有蛋白质、脂肪、糖类、膳食纤维、胡萝卜素、腺嘌呤、β-谷固醇、丙醇二酸、葫芦巴碱、羽扇豆醇、十三烷醇、甘露醇，以及矿物质钠、钙、铁、锌、铜、磷、锰、镁、硒等。

● 吃冬瓜对健康有什么好处

中医学认为，冬瓜具有利尿消肿、清热解毒、清胃降火、解渴等功效。吃冬瓜对健康有如下好处：

(1) 冬瓜含有丰富的维生素 C，而且钾含量高、钠含量较低，是肾炎水肿、糖尿病和高血压病人的理想蔬菜。

(2) 冬瓜是含水量最高的蔬菜，而蔬菜所含的水是活性水，水分子的渗透力强，容易进入细胞内，能够把养分带到细胞组织，促进新陈代谢。

(3) 冬瓜含微量元素硒，能清除机体代谢产生的自由基，可延缓衰老、增强机体免疫力和防治癌症。

(4) 冬瓜含有丰富的丙醇二酸，能有效控制体内的糖类

转化为脂肪，对防治动脉粥样硬化、减肥有良好的效果。

（5）冬瓜含葫芦巴碱，具有降低血糖、血清胆固醇和预防癌症等作用。

● 丝瓜有什么营养

丝瓜又名棉瓜、布瓜，含有丰富的维生素C和钙；还含有蛋白质、脂肪、糖类、胡萝卜素、维生素B_1、维生素B_2、维生素E、烟酸、丝瓜苦味质、黏液质、膳食纤维、木聚糖，以及矿物质钾、磷、镁、铁、钠、锰、铜、锌、硒等。其蛋白质的含量比黄瓜、冬瓜高1倍～2倍，尤其是含有较多的瓜氨酸；钙的含量比其他瓜高1倍～2倍。

● 吃丝瓜对健康有什么好处

中医学认为，丝瓜具有清热、解毒、凉血止血、通经络、行血脉、美容等功效。吃丝瓜对健康有如下好处：

（1）丝瓜含有水溶性膳食纤维果胶，能让人产生饱腹感，可促进胃肠蠕动，防治便秘；减少脂肪的吸收，起到减肥作用；还能有效预防高血压、高血脂和高血糖。

（2）丝瓜含有独特的干扰素诱生剂，具有抗病毒、防治癌症的作用。

（3）丝瓜含有丰富的B族维生素，可调节新陈代谢、补充体力、消除疲劳、维持皮肤和肌肉的健康、增进免疫系统和神经系统的功能、预防贫血等。

（4）丝瓜的维生素C含量较高，能消除皮肤斑块，使皮肤洁白、细嫩；还可防治维生素C缺乏病。

（5）丝瓜含有瓜氨酸，可维持身体酸碱平衡，能帮助身体消除疲劳、减轻压力。

（6）妇女多吃丝瓜，对调理月经紊乱有帮助。

●黄瓜有什么营养

黄瓜又名王瓜、青瓜、刺瓜、胡瓜，其含水量仅次于冬瓜；还含有丰富的蛋白质、糖类、维生素 B_1、维生素 B_2、维生素 B_6、维生素 C、维生素 E、维生素 K、胡萝卜素、丙醇二酸、黄瓜酶、葫芦素、膳食纤维、脂肪、泛酸、烟酸、叶酸，以及矿物质钾、钙、磷、镁、铁、铬、钠、锰、铜、锌、硒、碘等。

●吃黄瓜对健康有什么好处

中医学认为，黄瓜具有清热解毒、生津止渴等功效。黄瓜是一种营养价值较高的水果蔬菜。吃黄瓜对健康有如下好处：

（1）黄瓜含丙醇二酸，可抑制糖类物质转化为脂肪，对防治动脉粥样硬化、减肥有良好的效果。

（2）黄瓜含有丰富的维生素 E，可清除自由基、延缓衰老，提高机体免疫力，预防血管硬化、防止胆固醇沉积、减少心血管疾病的发生。

（3）黄瓜所含的膳食纤维对促进胃肠蠕动和降低血清胆固醇有一定作用。

（4）黄瓜所含的黄瓜酶有很强的生物活性，能有效促进机体新陈代谢。

（5）黄瓜中的苦味素（主要是葫芦素C）能增强机体免疫力，有防治癌症的作用，并有清热、解渴、利水、消肿等功效。

（6）黄瓜含有丰富的维生素B_1，能改善大脑和神经系统功能，可辅助治疗失眠，还可预防维生素B_1缺乏引起的脚气病。

（7）黄瓜所含的葡萄糖苷、果糖等糖类不参与通常的糖代谢，糖尿病病人吃后，血糖不但不会升高，反而会降低。

（8）黄瓜的含水量非常高，所含的水是活性水，水分子的渗透力强，容易进入细胞内，能够把养分带到细胞、组织，促进新陈代谢。

（9）用黄瓜汁涂擦皮肤，有润肤、舒展皱纹等功效。

● 苦瓜有什么营养

苦瓜又名锦荔枝、癞葡萄、癞瓜、凉瓜，以其瓜肉、瓜瓤味苦而得名。苦瓜含有丰富的胡萝卜素、维生素C和钾；还含有糖类、膳食纤维、蛋白质、脂肪、维生素B_1、维生素B_2、苦杏仁苷（维生素B_{17}）、维生素E、烟酸、苦瓜苷，以及矿物质磷、镁、钙、钠、铁、锌、锰、铜、硒等。其维生素C的含量是番茄的3倍、冬瓜的5倍、黄瓜的14倍、南瓜的21倍，居瓜类之冠。

● 吃苦瓜对健康有什么好处

中医学认为，苦瓜具有清热解毒、滋阴壮阳、解疲乏、明目、降低血糖等功效。吃苦瓜对健康有如下好处：

（1）苦瓜含有丰富的胡萝卜素，具有抗氧化、清除自由基，增强机体免疫力等作用。

（2）苦瓜含有大量的钾，有助于机体细胞水和电解质平衡，维持正常血压和心脏功能，可预防心血管疾病，并可增强神经肌肉组织的正常兴奋性。

（3）苦瓜所含的生物碱类物质奎宁，能抑制过度兴奋的体温中枢，起到消暑解热的作用。国外科学家从苦瓜中提炼出一种叫“奎宁精”的物质，能增强机体免疫力，提高皮肤活力，促进伤口愈合。

（4）苦瓜含有苦杏仁苷和生理活性蛋白质，能增强机体免疫力，预防癌症。

（5）苦瓜所含的苦瓜苷被称为“植物胰岛素”，具有良好的降血糖作用；苦瓜苷还有抗氧化、提高机体免疫力、降低血清胆固醇等作用。

（6）苦瓜含有丰富的维生素 B_1，能改善大脑和神经系统功能，可辅助治疗失眠，补充体力、消除疲劳，还可预防维生素 B_1 缺乏引起的脚气病。

切记：孕妇不宜多吃苦瓜，因苦瓜含的奎宁有刺激子宫收缩的作用。但为了增进食欲，少量食用还是可以的，微量奎宁的副作用可忽略不计。

● 茄子有什么营养

茄子又名落苏、酪苏，含有丰富的糖类、胡萝卜素、维生素 D、维生素 E、维生素 P 和钾；还含有葫芦巴碱、水苏碱、胆碱、蛋白质、脂肪、膳食纤维、烟酸、皂草苷、龙葵

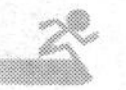

素、原花青素、维生素 B_1、维生素 B_2、维生素 C，以及矿物质钙、磷、镁、钠、铁、锌、锰、铜、硒等。其紫皮中含有丰富的维生素 E 和维生素 P，这是许多蔬菜和水果都望尘莫及的。

● 吃茄子对健康有什么好处

中医学认为，茄子具有散血瘀、消肿止疼、治疗寒热、祛风通络和止血等功效。吃茄子对健康有如下好处：

（1）茄子含有少量的龙葵素（茄碱），对预防癌症有一定的作用。

（2）茄子含葫芦巴碱，具有降低血糖、血清胆固醇和预防癌症等作用。

（3）茄子所含的皂草苷，具有降低血清胆固醇的作用。

（4）紫色茄子含有较高的维生素 D，可调节机体内钙和磷的代谢，促进其吸收利用，可促进骨骼生长，并具有抗佝偻病的作用。

（5）茄子含有丰富的维生素 P 和维生素 C，能降低毛细血管壁的通透性，防治牙龈出血；促进伤口愈合；促进铁的吸收，预防贫血；能降低血清三酰甘油和胆固醇，保护心血管，预防冠心病和动脉粥样硬化等。

（6）茄子含有较多的原花青素，能清除体内自由基，养颜美容、延缓衰老，还有降血压、预防癌症等作用。

切记：①老茄子，特别是秋后的老茄子含龙葵素较多，不要吃得太多，更不要生吃，以免引起龙葵素中毒。②油炸茄子应先裹一层淀粉糊，这样可减少维生素 P 的损失。

●豇豆有什么营养

豇豆又名姜豆，分为普通豇豆、长豇豆和饭豇豆3种。其嫩豆荚含有蛋白质、糖类、维生素 B_1、维生素 B_2、维生素 B_6、维生素 C、维生素 E、维生素 K、胡萝卜素、烟酸、泛酸、叶酸、磷脂，以及矿物质钙、铁、磷、钾、钠、铜、镁、锌、硒等。

●吃豇豆对健康有什么好处

中医学认为，豇豆具有补五脏、调养经脉等功效。吃豇豆对健康有如下好处：

（1）豇豆含维生素 C，能降低毛细血管壁的通透性，防治牙龈出血；促进伤口愈合；促进铁的吸收，预防贫血；能降低血清三酰甘油和胆固醇，保护心血管，预防冠心病和动脉粥样硬化。

（2）豇豆所含的磷脂，具有促进胰岛素分泌、参加糖代谢的作用。

（3）豇豆含的维生素 B_1，能改善大脑和神经系统功能，可辅助治疗失眠，补充体力、消除疲劳，还可预防维生素 B_1 缺乏引起的脚气病。

切记：①长豇豆不宜烹调时间过长，以免损失太多的营养素。②饭豇豆作为粮食，与粳稻米一起煮稀饭最适合。

●四季豆有什么营养

四季豆又名菜豆、豆角、龙爪豆等。四季豆含有丰富的

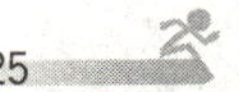

胡萝卜素和钾；还含有蛋白质、脂肪、糖类、膳食纤维、维生素C、维生素 B_1、维生素 B_2、烟酸、叶酸、维生素E，以及矿物质钙、镁、磷、钠、铁、铜、锰、锌、硒等。

●吃四季豆对健康有什么好处

中医学认为，四季豆具有调和脏腑、安养精神、益气健脾、消暑化湿和利水消肿等功效。吃四季豆对健康有如下好处：

（1）四季豆含有丰富的钾，有助于机体细胞水和电解质平衡，维持正常血压和心脏功能，可预防心血管疾病，并可增强神经肌肉组织的正常兴奋性。

（2）四季豆含有丰富的胡萝卜素，具有抗氧化、清除自由基，增强机体免疫力等作用。

（3）四季豆含有丰富的膳食纤维，能促进胃肠蠕动，可抑制肠内毒素和致癌物质的产生和吸收，可防治便秘、结肠癌、痔疮等疾病；同时可减少脂肪的吸收，有利于减肥。

切记：生的和没熟透的四季豆含有抑肽酶（胰蛋白酶抑制剂）、红细胞凝集素和溶血素等有毒物质，吃后会引起中毒，会出现恶心、呕吐、腹痛、腹泻，以及头痛、头晕、心慌、胸闷、畏寒等症状。为防止中毒，可先将四季豆在沸水中焯透或用微波炉烹熟后再用油加作料烹调；直接用油干煸必须见其变色熟透，但花时间较长。

●扁豆有什么营养

扁豆又名蛾眉豆、羊眼豆，其豆荚颜色可分为绿、白、紫三种。扁豆含有丰富的优质蛋白质、维生素 C、维生素 K、叶酸、钾、钙、磷和镁；还含有较多的不饱和脂肪酸、糖类、维生素 B_1、维生素 B_2、维生素 B_6、维生素 E、胡萝卜素、烟酸、泛酸、磷脂、抑肽酶、淀粉酶抑制剂、红细胞凝集素，以及矿物质铁、钠、铜、锌、锰、硒、碘等。

● 吃扁豆对健康有什么好处

中医学认为，扁豆具有和中下气、消暑解毒、除湿止泻等功效。吃扁豆对健康有如下好处：

（1）扁豆所含的淀粉酶抑制剂有降低血糖的作用。

（2）扁豆含有病毒的抑制成分，能有效抑制病毒的繁殖。

（3）扁豆含有丰富的钾、钙、磷和镁，是这些矿物质的良好来源，有助于机体细胞水和电解质平衡，可预防骨质疏松等。

（4）研究认为，扁豆所含的红细胞凝集素能使癌细胞发生凝集反应，促进淋巴细胞的转化，增强机体免疫力，起到防治癌症的作用。但一次摄入量太多又会引起中毒。

（5）扁豆含有丰富的叶酸，具有预防巨幼红细胞性贫血和胎儿神经管缺陷的功效，还可促进胎儿和儿童发育。

切记：鲜扁豆含有大量的皂苷和红细胞凝集素等，吃时一定要煮熟，否则会中毒。

● 黄豆芽有什么营养

黄豆芽由黄豆发芽生成。黄豆在发芽过程中，由于植酸酶的作用，促使植酸降解，释放出更多的钙、磷、铁、锌等矿物质，从而可增加对黄豆中矿物质的利用率。黄豆经过发芽后，除含有黄豆的营养成分外，维生素C大量增加，胡萝卜素增加1倍～2倍，维生素B_2增加2倍～4倍，烟酸增加2倍多，叶酸成倍增加，天门冬氨酸急剧增加；还含有硝基磷酸酶和干扰素诱生剂等。

●吃黄豆芽对健康有什么好处

中医学认为，黄豆芽具有清热泻火、利尿解毒等功效。吃黄豆芽对健康有如下好处：

(1) 黄豆芽含有硝基磷酸酶，能有效预防癫痫和减少癫痫发作。

(2) 黄豆芽含有天门冬氨酸，能减少机体内乳酸堆积，消除疲劳。

(3) 黄豆芽含有干扰素诱生剂，能增强机体抗病毒和防治癌症的能力。

(4) 黄豆芽含有丰富的多种维生素，可预防维生素缺乏症。

(5) 黄豆芽含有丰富的钙、磷、铁、锌等矿物质，可预防骨质疏松、贫血，增强机体免疫力等。

(6) 黄豆芽含有丰富的膳食纤维，能促进胃肠蠕动，可抑制肠内毒素和致癌物质的产生和吸收，可防治便秘、结肠癌、痔疮等疾病；同时可减少脂肪的吸收，有利于减肥。

● 绿豆芽有什么营养

绿豆芽由绿豆发芽生成，其营养比绿豆更丰富。绿豆在发芽的过程中，由于植酸酶的作用，促使植酸降解，释放出更多的磷、锌等矿物质；维生素类的含量也会大大增加，其中维生素 B_2 增加 2 倍～4 倍，泛酸成倍增长，维生素 B_{12} 增加 10 倍，维生素 B_6 和叶酸也有所增加，烟酸增加 2 倍以上；胡萝卜素增加 2 倍～3 倍；部分蛋白质会分解成容易被吸收的游离氨基酸，是绿豆含量的 7 倍。

● 吃绿豆芽对健康有什么好处

中医学认为，绿豆芽具有清热解毒、利尿除湿、通经脉、补肾、消肿、滋阴壮阳、调五脏、美肌肤等功效。吃绿豆芽对健康有如下好处：

（1）绿豆芽含有丰富的维生素 B_2，可预防唇炎、舌炎、口角炎和口腔溃疡。

（2）绿豆芽含有丰富的膳食纤维，能促进胃肠蠕动，可抑制肠内毒素和致癌物质的产生和吸收，可防治便秘、结肠癌、痔疮等疾病；同时可减少脂肪的吸收，有利于减肥。

（3）绿豆芽含有丰富的维生素 C，能降低毛细血管壁的通透性，防治牙龈出血；促进伤口愈合；促进铁的吸收，预防贫血；能降低血清三酰甘油和胆固醇，保护心血管，预防冠心病和动脉粥样硬化。

● 豆腐有什么营养

豆腐主要以黄豆为原料制成，有石膏豆腐与卤水豆腐之分，其品种有豆腐、豆花、豆腐脑、豆腐干、豆腐皮、豆腐乳、臭豆腐等。豆腐含有蛋白质、脂肪、糖类、膳食纤维、维生素 B_1、维生素 B_2、维生素 E、叶酸、烟酸、豆固醇、大豆异黄酮、磷脂酰胆碱，以及矿物质钙、钾、镁、磷、钠、铁、铜、锰、锌、硒等。豆制品中的钙含量很高，脂肪主要为不饱和脂肪酸，素有“植物肉”的美称。

● 吃豆腐对健康有什么好处

中医学认为，豆腐具有补脾益气、健脾利湿、清热解毒等功效。豆腐是植物性蛋白质的最好来源。吃豆腐对健康有如下好处：

（1）豆腐含有豆固醇，能降低血清胆固醇，可预防心血管疾病和抑制结肠癌的发生。

（2）豆腐含有丰富的磷脂酰胆碱，能促进肝细胞再生，预防脂肪肝；可降低血清胆固醇，防治动脉粥样硬化、冠心病；促进大脑发育，增强记忆力，延缓衰老，消除疲劳；还有一定的美容作用。

（3）豆腐含的植物雌激素大豆异黄酮，能降低血清胆固醇，预防冠心病；可改善肠内钙的吸收，有效预防骨质疏松；可减轻女性更年期综合征症状；还可预防乳腺癌、结肠癌和前列腺癌的发生。

（4）豆腐含有丰富的植物性蛋白质，与动植性蛋白质相互补充，有利于身体健康。

（5）豆腐含有丰富的铁、钙、磷、镁等矿物质，可预防贫血、骨质疏松等。

切记：①豆腐含嘌呤较多，痛风病人要少吃。②人们常说豆腐不能与菠菜一起烹调，否则会生成不易被吸收的草酸钙。但若先将菠菜在沸水中焯一下，去除过多的草酸，二者还是可以一起吃的。

● 豌豆尖有什么营养

豌豆尖又名豌豆苗，含有丰富的胡萝卜素、维生素 C 和钾；还含有脂肪、蛋白质、膳食纤维、维生素 B_1、维生素 B_2、维生素 E、烟酸、维生素 B_1，以及矿物质钙、磷、钠、镁、铁、铜、锌、锰、硒等。其营养价值高于黄豆芽、绿豆芽。

● 吃豌豆尖对健康有什么好处

中医学认为，豌豆尖具有理中益气、补肾健胃、和五脏、生精髓、止消渴等功效。吃豌豆尖对健康有如下好处：

（1）豌豆尖含有丰富的维生素 C 和亚硝胺分解酶，可分解机体内致癌物质亚硝胺，具有防治癌症的作用。

（2）豌豆尖含有较多的维生素 B_2，可预防口角炎、舌炎等疾病。

（3）豌豆尖含有丰富的胡萝卜素，具有抗氧化、清除自由基，增强机体免疫力等作用。

（4）豌豆尖含有丰富的钾，有助于机体细胞水和电解质

平衡，维持正常血压和心脏功能，可预防心血管疾病，并可增强神经肌肉组织的正常兴奋性。

（5）豌豆尖含有丰富的膳食纤维，能促进胃肠蠕动，抑制肠内毒素和致癌物质的产生和吸收，可防治便秘、结肠癌、痔疮等疾病；同时可减少脂肪的吸收，有利于减肥。

●黑木耳有什么营养

黑木耳又名木耳、云耳、耳子，是一种味道鲜美的食用菌。黑木耳含有丰富的蛋白质、铁、钙、膳食纤维、天然黑色素；还含有糖类、胶原蛋白、胡萝卜素、脂肪、维生素 B_1、维生素 B_2、维生素 E、烟酸、磷脂酰胆碱、发酵素、植物碱、腺苷类物质，以及矿物质钾、磷、镁、钠、锰、铜、锌、硒等。其蛋白质含量只比肉类稍少，铁含量比菠菜或芹菜高 20 倍，钙含量是肉类的 20 倍，维生素 B_2 含量是蔬菜的 10 倍以上，被称为“素中之荤”。

●吃黑木耳对健康有什么好处

中医学认为，黑木耳具有滋润强壮、清肺益气、补血活血、镇静止痛等功效。吃黑木耳对健康有如下好处：

（1）黑木耳含有丰富的铁，是一种非常好的天然补血食品，可防治缺铁性贫血，增强体质。常吃黑木耳能养血驻颜，令肌肤红润，容光焕发。

（2）黑木耳含有丰富的维生素 B_2，可预防口角炎、唇炎、舌炎等。

（3）黑木耳含有大量的磷脂酰胆碱，能促进肝细胞再生，预防脂肪肝；可降低血清胆固醇，防治动脉粥样硬化、冠心病；促进大脑发育，增强记忆力，延缓衰老，消除疲劳等。

（4）黑木耳含有发酵素和植物碱，可促进消化道和泌尿道的腺体分泌，可滑润管道，促使结石排出。

（5）黑木耳含有大量的胡萝卜素，具有抗氧化、清除自由基，增强机体免疫力等作用。

（6）黑木耳含有丰富的膳食纤维和一种特殊的植物性胶原蛋白，能促进胃肠蠕动，可防治便秘、结肠癌、痔疮等疾病；同时可减少脂肪的吸收，有利于减肥；还具有美容作用。

（7）黑木耳所含的多糖，具有增强机体免疫力、预防癌症等作用。

（8）黑木耳含有抑制血小板聚集的成分腺苷类物质，能降低血黏度，具有预防脑血栓和心肌梗死的作用，有利于防治高脂血症、动脉粥样硬化和冠心病。

（9）黑木耳含有大量的天然黑色素，能维持血管的正常渗透压，减低血管的脆性，可防止血管破裂和止血，还有良好的抗氧化性能和清除自由基的作用。

（10）黑木耳含有大量的钾，有助于机体细胞水和电解质平衡，维持正常血压和心脏功能，可预防心血管疾病，并可增强神经肌肉组织的正常兴奋性。

银耳有什么营养

银耳又名白木耳、白耳子、雪耳、银耳子，含有丰富的

糖类、胡萝卜素、维生素D、膳食纤维、钾、钙、硒；还含有蛋白质、脂肪、胶原蛋白、维生素B_1、维生素B_2、维生素E、烟酸、海藻糖、多缩戊糖、甘露醇，以及矿物质钠、镁、磷、铁、铜、锰、锌等。

●吃银耳对健康有什么好处

中医学认为，银耳具有滋阴补肾、润肺生津、提神补气等功效。吃银耳对健康有如下好处：

（1）银耳含有丰富的微量元素硒，能清除机体代谢产生的自由基，可延缓衰老、增强机体免疫力和防治癌症。

（2）银耳含有丰富的植物性胶原蛋白，具有祛除脸部黄褐斑、雀斑的作用。

（3）银耳含有丰富的维生素D，能促进钙的吸收，对儿童生长发育十分有益。

（4）银耳含有丰富的膳食纤维，能促进胃肠蠕动，可抑制肠内毒素和致癌物质的产生和吸收，可防治便秘、结肠癌、痔疮等疾病；同时可减少脂肪的吸收，有利于减肥。

（5）银耳含多糖，具有增强机体免疫力、预防癌症等作用。

（6）银耳含有丰富的钾，有助于机体细胞水和电解质平衡，维持正常血压和心脏功能，可预防心血管疾病，并可增强神经肌肉组织的正常兴奋性。

●海带有什么营养

海带又名昆布，被誉为“海上之蔬”、“含碘冠军”。海带含有丰富的碘；还含有蛋白质、脂肪、糖类、膳食纤维、胡萝卜素、维生素 B_1、维生素 B_2、烟酸、维生素 E、褐藻氨酸、褐藻酸钠、岩藻多糖、昆布素、甘露醇，以及矿物质钾、钙、镁、磷、钠、铁、锌、锰、硒等。海带的含碘量在所有食物中是最高的，达到 7%～10%，是一种经济实惠的补碘食物。

● 吃海带对健康有什么好处

中医学认为，海带具有软坚散结、清热利水、祛脂降压等功效。吃海带对健康有如下好处：

（1）海带含有丰富的碘，可防治因缺碘引起的甲状腺肿大。

（2）海带含有丰富的钙，可防治骨质疏松等。

（3）海带含有优质蛋白质和不饱和脂肪酸，对心脏病、糖尿病、高血压有一定的防治作用。

（4）海带含有褐藻氨酸，具有降血压的作用。

（5）海带含有褐藻酸钠（褐藻胶），可提高糖尿病病人对胰岛素的敏感性，具有降低血糖的作用；可防治动脉粥样硬化；可阻止胃肠吸收铅和镉等重金属；能减慢胃肠对放射性元素锶的吸收，并能促其排出体外，因而有预防白血病（血癌）的作用。

（6）海带中含有丰富的岩藻多糖、昆布素，这些物质均有类似肝素的活性，能防止血栓和因血液黏稠度增高而引起的血压升高，同时又有降低脂蛋白胆固醇，抑制动脉粥样硬化以及防治癌症的作用。

（7）海带含有大量的甘露醇，可防治肾衰竭、老年性水肿、药物中毒等。

（8）海带含有丰富的膳食纤维，在肠道中好比是清道夫，能够及时地清除肠内废物和毒素，可防治便秘、结肠癌、痔疮等疾病；同时可减少脂肪的吸收，有利于减肥。

切记：①海带含有一定量的砷，吃海带前，应先用水浸泡和漂洗数小时，并在浸泡过程中勤换水，使砷溶于水而被洗掉。②胃肠功能差的人不宜多吃海带。

● 紫菜有什么营养

紫菜又名海苔、子菜、紫英，是一种生长在浅海岩礁上的红藻类植物，颜色有红紫、绿紫和黑紫之分，但干燥后都成紫色。紫菜含有丰富的胡萝卜素、糖类、维生素 B_2、蛋白质、膳食纤维、碘、钙、钾、铁；还含有脂肪、维生素 B_1、维生素 B_{12}、维生素 C、维生素 E、烟酸、胆甾醇半乳糖苷、胆甾醇半甘露糖苷、棕榈酰胆甾醇半乳糖苷、棕榈酰胆甾醇甘露糖苷，以及矿物质钠、磷、镁、锌、铜、锰、硒等。

● 吃紫菜对健康有什么好处

中医学认为，紫菜具有软坚、化痰、清热、利尿、补肾、养心等功效。吃紫菜对健康有如下好处：

（1）紫菜含碘量很高，可防治因缺碘引起的甲状腺肿大。

（2）紫菜含有丰富的钙，可促进骨骼、牙齿的生长，防治骨质疏松等。

（3）紫菜含有较丰富的胆碱，具有健脑作用，可增强记忆力。

（4）紫菜含有丰富的铁和维生素 B_{12}，可防止缺铁性贫血和巨幼红细胞性贫血。

（5）紫菜含有胆甾醇半乳糖苷、胆甾醇半甘露糖苷、棕榈酰胆甾醇半乳糖苷、棕榈酰胆甾醇甘露糖苷等物质，可防止动脉粥样硬化。

（6）紫菜含有大量能降低有害胆固醇的牛磺酸，有利于保护心脑血管。

（7）紫菜含有一定量的甘露醇，对水肿有很好的效果。

（8）紫菜含有丰富的钾，有助于机体细胞水和电解质平衡，维持正常血压和心脏功能，可预防心血管疾病，并可增强神经肌肉组织的正常兴奋性。

（9）紫菜含有大量膳食纤维，能促进胃肠蠕动，可抑制肠内毒素和致癌物质的产生和吸收，可防治便秘、结肠癌、痔疮等疾病；同时可减少脂肪的吸收，有利于减肥。

（10）紫菜含有多糖，具有降低血脂、增强机体免疫力、预防癌症等作用。

（11）紫菜含有丰富的维生素 B_2，可防治口角炎、唇炎、舌炎等。

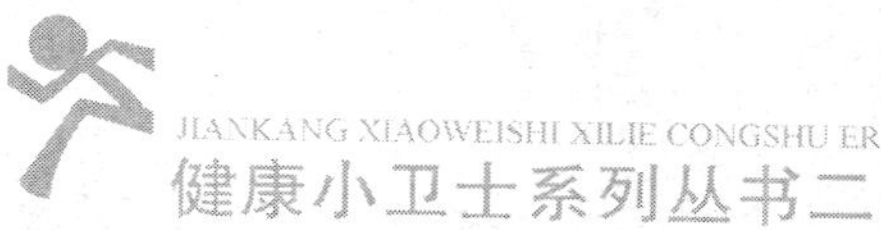

吃得明白　吃得健康

水果营养篇

● 苹果有什么营养

苹果种类较多，主要有红富士、皇家嘎拉、红将军、国光、金冠（金帅）、红星（红元帅）等。苹果含有糖类、蛋白质、脂肪、胡萝卜素、维生素 B_1、维生素 B_2、维生素 B_6、维生素 C、维生素 E、烟酸、黄酮类、苹果酸、柠檬酸、单宁、膳食纤维、苹果酚，以及矿物质钙、磷、铁、锌、钾、镁、硫等。其胡萝卜素的含量较高，锌的含量是水果中最高的。

● 吃苹果对健康有什么好处

中医学认为，苹果具有补心润肺、生津解毒、益气和胃、醒酒平肝等功效。俗话说“一天吃一个苹果，医生远离我。”吃苹果对健康有如下好处：

（1）苹果含有大量的锌，可促进儿童生长发育、增强机体免疫力等。

（2）苹果含黄酮类抗氧化剂，能清除机体代谢产生的自由基，可延缓衰老、增强机体免疫力和防治癌症；还可通过抑制低密度脂蛋白氧化而发挥抗动脉粥样硬化的作用。

（3）苹果含苹果酸、柠檬酸等有机酸，可促进食欲、增强机体代谢、消除疲劳；有抗凝血作用，可防治高血压和心肌梗死；可促进脂肪分解，具有减肥作用。

（4）苹果含有大量水溶性膳食纤维果胶，能让人有饱腹的感觉，可促进胃肠蠕动，防治便秘；减少脂肪的吸收，起到减肥作用；还能有效预防高血压、高血脂和高血糖。

（5）苹果含有大量的胡萝卜素，具有抗氧化、清除自由基，增强机体免疫力等作用。

（6）苹果含有丰富的钾，有助于机体细胞水和电解质平衡，维持正常血压和心脏功能，可预防心血管疾病，并可增强神经肌肉组织的正常兴奋性；钾和果胶共同作用，能预防代谢综合征。

（7）苹果含多糖，具有降低血脂、增强机体免疫力、预防癌症等作用。

（8）苹果含有苹果酚，具有抗氧化、消除异味、预防高血压等作用。

● 香蕉有什么营养

香蕉古称甘蕉，欧洲人因香蕉能解除忧愁而称其为“快乐水果”。香蕉含有丰富的蛋白质、糖类、钾、维生素C；还含有脂肪、膳食纤维、胡萝卜素、维生素B_1、维生素B_2、维生素B_6、维生素E、叶酸、泛酸、烟酸，以及矿物质钙、磷、铁、钠、铜、镁、锌、硒等。香蕉是钾的最佳来源之一。

● 吃香蕉对健康有什么好处

中医学认为，香蕉具有清热解毒、润肠通便、润肺止咳、降血压等功效。吃香蕉对健康有如下好处：

（1）香蕉含有丰富的钾，有助于机体细胞水和电解质平衡，维持正常血压和心脏功能，可预防心血管疾病，并可增强神经肌肉组织的正常兴奋性。

(2) 香蕉含有丰富的胡萝卜素，具有抗氧化、清除自由基，增强机体免疫力等作用。

(3) 香蕉含有丰富的维生素 B_6 和镁，能减轻压力、解除忧愁，还有预防癌症的作用。

(4) 香蕉含有膳食纤维，能促进胃肠蠕动，可抑制肠内毒素和致癌物质的产生和吸收，可防治便秘、结肠癌、痔疮等疾病；同时可减少脂肪的吸收，有利于减肥。

(5) 香蕉含有生物素，可保护皮肤、黏膜和指甲的健康，还可防治动脉粥样硬化、脑卒中（中风）、高脂血症、高血压、冠心病和血液循环障碍性疾病。

(6) 香蕉是人体必需氨基酸——色氨酸的超级来源，具有抗抑郁、镇定、安眠等作用。

(7) 香蕉含铁量很高，可预防缺铁性贫血。

● 橘子有什么营养

橘子俗称“桔子”，其品种较多，主要有蜜橘、红橘、金橘等。橘子含有丰富的维生素 C、糖类、黄酮类和钾；还含有蛋白质、脂肪、膳食纤维、胡萝卜素、维生素 B_1、维生素 B_2、烟酸、叶酸、维生素 P、橘皮苷、柠檬酸、苹果酸，以及矿物质钠、钙、磷、镁、铁、锌、铜、锰、硒等。橘子皮的胡萝卜素、维生素 C 和维生素 P 的含量比果肉的含量还高。

● 吃橘子对健康有什么好处

中医学认为，橘子全身对人体都有益处。橘子皮又名陈皮，具有理肺气、除燥、利湿、祛痰止咳、健脾、和胃等功效；橘瓤上的筋膜称为橘络，具有通经络、消痰积等功效；橘子核可治疗腰痛、疝气痛等症；橘叶具有疏肝等功效；橘肉具有开胃理气、止咳润肺等功效。吃橘子对健康有如下好处：

(1) 橘子含有丰富的维生素C，能降低毛细血管壁的通透性，防治牙龈出血；促进伤口愈合；促进铁的吸收，预防贫血；能降低血清三酰甘油和胆固醇，保护心血管，预防冠心病和动脉粥样硬化。

(2) 橘子含有170余种植物化合物和60余种黄酮类化合物，其中的大多数物质是天然抗氧化剂，可清除自由基，具有延缓衰老和预防癌症等作用。

(3) 橘子含有柠檬酸、苹果酸等有机酸，可促进食欲、增强机体代谢、消除疲劳；有抗凝血作用，可防治高血压和心肌梗死；可促进脂肪分解，具有减肥作用。

(4) 橘子含有橘皮苷，能加强毛细血管的韧性和降低血清胆固醇，可防治动脉粥样硬化。

(5) 橘子含有丰富的胡萝卜素、维生素B_1、维生素B_2、烟酸等，具有抗氧化、清除自由基，增强机体免疫力，补充体力、消除疲劳，降血压和血清胆固醇，防治冠心病和动脉粥样硬化等作用。

(6) 橘子皮所含的橘皮素具有防治肝癌、食管癌、结肠癌和皮肤癌的作用。

(7) 鲜橘汁含有抗癌活性很强的物质——“诺米灵”，能使致癌化学物质分解，抑制和杀死癌细胞；还能使机体内去毒酶的活性成倍提高，阻止致癌物对细胞核的损伤，保护基因的完好。

切记：橘子不要吃得太多，否则会导致皮肤发黄。

●橙子有什么营养

橙子又名橙、黄果，有甜橙与酸橙之分。甜橙又可分为普通甜橙、糖橙（冰糖橙）、血橙和脐橙，以鲜吃为主；酸橙又名缸橙，味酸带苦，很少鲜吃，多用于制取果汁。

甜橙含有丰富的果胶、蛋白质、钙、磷、铁；还含有维生素 B_1、维生素 B_2、维生素 B_6、维生素 C、维生素 E、维生素 P、糖类、叶酸、泛酸、烟酸、胡萝卜素、橙皮苷、柚皮苷、柠檬苦素、那可汀、柠檬酸、苹果酸，以及矿物质钾、钠、镁、锰、锌、铜、硒等。其维生素 C 的含量很高，分别是梨的 10 倍、苹果的 16 倍和香蕉的 8 倍；胡萝卜素的含量比梨、桃、枣都高 11 倍。果皮含有橙皮油和多种活性物质，如正癸醛、柠檬醛、柠檬烯和辛醇等。

●吃橙子对健康有什么好处

中医学认为，橙子具有生津止渴、疏肝理气、通乳、消食开胃等功效。吃橙子对健康有如下好处：

（1）橙子含有多种黄酮类物质如橙皮苷、柚皮苷和胡萝卜素，能降低血液黏滞度，减少血栓的形成；还具有抗氧化、清除自由基，增强机体免疫力等作用，可防治癌症。

（2）橙子含有丰富的水溶性膳食纤维果胶，能让人有饱腹的感觉，可促进胃肠蠕动，防治便秘；可减少脂肪的吸收，起到减肥作用；还能有效预防高血压、高血脂和高血糖。

（3）橙子含有丰富的维生素C和维生素P（又名柠檬素、芦丁），二者协同作用，能降低毛细血管壁的通透性，防治牙龈出血；促进伤口愈合；促进铁的吸收，预防贫血；能降低血清三酰甘油和胆固醇，保护心血管，预防冠心病和动脉粥样硬化。

（4）橙子含有胶原蛋白，可增强皮肤活力，具有美容作用。

（5）橙汁的营养价值没有橙子高，因为在加工过程中，橙汁中的维生素C、黄酮类物质和胡萝卜素损失很多，而膳食纤维几乎都损失了。

（6）橙皮除含有果肉中的成分外，还含有橙皮油和多种活性物质，其止咳化痰等功效胜过陈皮，是治疗食欲不振、胸腹胀痛、感冒咳嗽和慢性支气管炎的良药。

● 柚子有什么营养

柚子又名文旦、油田柚。我国柚子品种很多，各有特点，如沙田柚、蜜柚、文旦柚、四季柚、胡柚、早香柚等。柚子含有糖类、蛋白质、脂肪、膳食纤维、维生素B_1、维生素B_2、维生素C、维生素P、胡萝卜素、挥发油、烟酸、叶酸、60多种黄酮类物质（如柚皮苷、橙皮苷），以及矿物质钙、磷、钾、镁、钠、铁、锌、铬、锰等。其维生素C的含量比梨的含量高10倍，钙的含量也远远高于其他水果。

●吃柚子对健康有什么好处

中医学认为，柚子具有止咳平喘、清热化痰、健脾消食、解酒除烦等功效。吃柚子对健康有如下好处：

（1）柚子含有丰富的维生素C和维生素P，二者协同作用，能降低毛细血管壁的通透性，防治牙龈出血；促进伤口愈合；促进铁的吸收，预防贫血；能降低血清三酰甘油和胆固醇，保护心血管，预防冠心病和动脉粥样硬化。

（2）柚子含有大量钙，可预防骨质疏松。

（3）柚子含有较多的叶酸，具有预防巨幼红细胞性贫血和胎儿神经管缺陷的功效，还可促进胎儿和儿童发育。

（4）柚子含有丰富的微量元素铬，铬可以增强胰岛素的敏感性，从而使血糖降低，可防治糖尿病。

（5）柚子含有大量的水溶性膳食纤维果胶，能让人有饱腹的感觉，可促进胃肠蠕动，防治便秘；可减少脂肪的吸收，起到减肥作用；还能有效预防高血压、高血脂和高血糖。

（6）柚子含有黄酮类物质柚皮苷、橙皮苷，能降低血液黏滞度，减少血栓的形成，可预防脑血管疾病（如脑血栓、中风等）的发生。其所含的60多种黄酮类物质，有较强的抗氧化作用，能清除机体的自由基，具有一定的抗衰老、抗过敏，以及防治癌症的作用。

●桃有什么营养

桃又名桃子，有仙桃、寿果的美称。其种类很多，有水蜜桃、黄桃、油桃、肥城桃、白桃、蟠桃和雪桃等。桃含有丰富的维生素C和钾、磷；还含有蛋白质、脂肪、膳食纤维、糖类、维生素B_1、维生素B_2、维生素B_6、叶酸、泛酸、烟酸、生物素、维生素E、胡萝卜素、苹果酸、柠檬酸、单宁、多种挥发油，以及矿物质镁、钙、铁、钠、铜、锌、硒等。其铁的含量较高，是苹果和梨的4倍～6倍。

●吃桃对健康有什么好处

中医学认为，桃具有生津润肠、活血消积、丰肌美肤等功效，常吃桃可强身健体，延年益寿。吃桃对健康有如下好处：

（1）桃含有丰富的铁，可防治缺铁性贫血，增强体质。

（2）桃含有丰富的水溶性膳食纤维果胶，能让人有饱腹的感觉，可促进胃肠蠕动，防治便秘；可减少脂肪的吸收，起到减肥作用；还能有效预防高血压、高血脂和高血糖。

（3）桃含有生物素，可保护皮肤、黏膜和指甲的健康，还可防治动脉粥样硬化、脑卒中（中风）、高脂血症、高血压、冠心病和血液循环障碍性疾病。

（4）桃含钾多、含钠少，有助于机体细胞水和电解质平衡，维持正常血压和心脏功能，可预防心血管疾病，并可增强神经肌肉组织的正常兴奋性。

（5）桃仁含有苦杏仁苷（维生素B_{17}），具有镇咳、平喘，润肠、通便，镇痛，降低血糖、血脂，防治癌症等作用。

切记：桃仁吃多了会导致中毒，因苦杏仁苷水解后产生氢氰酸，中毒轻者表现为恶心、呕吐、腹痛、腹泻、发热、发绀，进一步则出现头痛、视物模糊、抽搐，严重者出现昏迷，甚至呼吸麻痹而死亡。

●梨有什么营养

梨有“百果之宗”和“天然矿泉水”的美称。梨的品种繁多，主要有鸭梨、雪花梨、京白梨、砀山梨、香水梨、酥梨、蜜梨、慈梨、沙梨、油梨等。梨含有丰富的维生素 B_1、维生素 B_2、维生素 C、维生素 E；还含有糖类、蛋白质、脂肪、胡萝卜素、膳食纤维、烟酸、苹果酸、柠檬酸、绿原酸，以及矿物质钙、磷、钾、钠、铁、镁、锌、铜、锰、硒、碘等。

●吃梨对健康有什么好处

中医学认为，梨具有生津止渴、止咳化痰、清热降火、养血生肌、润肺去燥，以及解疮毒、酒毒等功效。吃梨对健康有如下好处：

（1）梨含有丰富的水分，所含的水是活性水，水分子的渗透力强，容易进入细胞内，能够把养分带到细胞组织，促进新陈代谢。

（2）梨含有丰富的 B 族维生素，可调节新陈代谢、补充体力、消除疲劳、维持皮肤和肌肉的健康、增进免疫系统和神经系统的功能、预防贫血等。

（3）梨含有较多糖类，主要是果糖、葡萄糖、蔗糖，具有保肝、助消化、增进食欲的作用。

（4）梨所含的水溶性膳食纤维果胶能让人有饱腹的感觉，可促进胃肠蠕动，防治便秘；减少脂肪的吸收，起到减肥作用；还能有效预防高血压、高血脂和高血糖。

（5）梨含有丰富的维生素 E，具有抗氧化、清除自由基、延缓衰老，增强机体免疫力等作用。

（6）梨含有较多的微量元素锰，具有调节血糖、血脂和血压，维护皮肤、生殖系统和心脑血管的健康，促成骨骼的生长等作用。

● 李子有什么营养

李子又名嘉庆子、嘉应子，分红、白两种，红李子又名“血李”。李子含有丰富的胡萝卜素、糖类、叶酸、钾和磷；还含有蛋白质、脂肪、维生素 B_1、维生素 B_2、维生素 B_6、维生素 B_{12}、维生素 C、维生素 E、膳食纤维、生物素、烟酸，以及矿物质镁、钙、铁、钠、铜、锌、锰、硒等。

● 吃李子对健康有什么好处

中医学认为，李子具有生津止渴、清肝除热、利水等功效。吃李子对健康有如下好处：

（1）李子含有生物素，可保护皮肤、黏膜和指甲的健康，还可防治动脉粥样硬化、脑卒中（中风）、高脂血症、高血压、冠心病和血液循环障碍性疾病。

（2）李子含有丰富的叶酸，具有预防巨幼红细胞性贫血和胎儿神经管缺陷的功效，还可促进胎儿和儿童发育。

（3）李子含有丰富的胡萝卜素，具有抗氧化、清除自由基，增强机体免疫力等作用。

（4）李子含有大量的钾，有助于机体细胞水和电解质平衡，维持正常血压和心脏功能，可预防心血管疾病，并可增强神经肌肉组织的正常兴奋性。

（5）李子含有维生素 B_{12}，具有促进血红蛋白再生的作用，可防治巨幼红细胞性贫血。

（6）李子含有膳食纤维和果酸，能促进胃酸和胃消化酶的分泌，加快胃肠蠕动，可防治胃酸缺乏、便秘等。

切记：李子不要吃得太多，否则大量的果酸会诱发胃痛和腹泻。

● 柿子有什么营养

柿子又名猴枣，其品种主要分为甜柿子和涩柿子两大类。甜柿子成熟时就已经脱涩，可以直接吃；而涩柿子需要人工脱涩后才能吃。柿子含有丰富的糖类、维生素 C、钾、磷和镁；还含有蛋白质、脂肪、膳食纤维、维生素 B_1、维生素 B_2、维生素 B_6、维生素 E、胡萝卜素、叶酸、泛酸、烟酸、黄酮苷，以及矿物质钙、铁、钠、铜、锌、锰、硒等。

● 吃柿子对健康有什么好处

中医学认为，柿子具有生津、清热、止血、涩肠、健脾、解酒、降血压等功效。吃柿子对健康有如下好处：

（1）柿子含有丰富的水溶性膳食纤维果胶，能让人有饱腹的感觉，可促进胃肠蠕动，防治便秘；减少脂肪的吸收，

起到减肥作用；还能有效预防高血压、高血脂和降低血清胆固醇等。

（2）柿子含大量有机酸，有帮助胃肠消化和涩肠止血的作用。

（3）甜柿子含有丰富的蔗糖、葡萄糖，很容易被吸收利用，可为机体提供热能，增强体力；还可促进肝脏解毒，对肝脏有保护作用。

（4）甜柿子含有丰富的果糖，能促进血液中乙醇（酒精）的氧化，加快乙醇代谢，减少乙醇对机体的伤害。所以酒后吃一个柿子对身体很有益，既可保护胃黏膜，又可解酒。

（5）柿子含有黄酮苷，能活血消炎、改善心血管功能，具有降血压、软化血管的作用。

切记：柿子含有大量的单宁，尤其是柿皮和未成熟的柿子的含量更高，不要空腹吃柿子，且吃柿子时不要吃鲜柿皮，未成熟的柿子不能吃；否则容易得胃柿石症，造成胃梗阻。

●枣有什么营养

枣又名红枣，有大枣、小枣和鲜枣、干枣之分。枣的品种较多，有金丝小枣、晋枣、婆枣、黑枣（乌枣）、灰枣、蜜枣、酸枣等。枣含有丰富的糖类、膳食纤维、维生素C、维生素P、叶酸、钾、铁和钙；还含有蛋白质、脂肪、胡萝卜素、维生素B_1、维生素B_2、维生素B_6、生物素、维生素E、泛酸、烟酸、环磷酸腺苷、环磷酸鸟苷、三萜类化合物，以及矿物质磷、钠、镁、锌、铜、硒等。其维生素C和维生素P的含量在水果中名列前茅，素有“天然维生素丸”的美誉；糖类的含量比甜菜、甘蔗的含量还高，铁和钙的含量比一般水果高2倍～12倍。

● 吃枣对健康有什么好处

中医学认为，枣具有补中益气、养血安神、调营卫、生津液、解药毒等功效。自古以来就有“一日吃三枣，终身不显老；五谷加小枣，胜似灵芝草”的说法。吃枣对健康有如下好处：

（1）枣含有丰富的维生素C和维生素P，二者协同作用，能降低毛细血管壁的通透性，防治牙龈出血；促进伤口愈合；促进铁的吸收，预防贫血；能降低血清三酰甘油和胆固醇，保护心血管，预防冠心病和动脉粥样硬化。

（2）枣含有丰富的钙和铁，能防治骨质疏松和缺铁性贫血。

（3）枣含有丰富的钾，有助于机体细胞水和电解质平衡，维持正常血压和心脏功能，可预防心血管疾病，并可增强神经肌肉组织的正常兴奋性。

（4）枣含有丰富的环磷酸腺苷，能增强肌力、消除疲劳、扩张血管、增加心肌收缩力、改善心肌营养，有防治心血管疾病等作用。

（5）枣含有丰富的叶酸，具有预防巨幼红细胞性贫血和胎儿神经管缺陷的功效，还可促进胎儿和儿童发育。

（6）枣含有三萜类化合物，具有抑制癌细胞和使癌细胞向正常细胞转化的作用，可防治癌症。

(7) 枣含有大量的糖类物质，主要为葡萄糖，很容易被吸收利用，可为机体提供热能，增强体力；还可促进肝脏解毒，对肝脏有保护作用。

●葡萄有什么营养

葡萄又名蒲桃、草龙珠、水晶明珠、山葫芦等，素有“水果皇后”的美誉。葡萄除含有60%以上的水分外，还含有糖类、有机酸（酒石酸、苹果酸、柠檬酸、单宁、琥珀酸、没食子酸、草酸、水杨酸等）、维生素 B_1、维生素 B_2、维生素 B_6、维生素 C、维生素 E、维生素 P、膳食纤维、生物素、胡萝卜素、叶酸、泛酸、烟酸、葡萄多酚、白藜芦醇、磷脂酰胆碱，以及矿物质钾、钙、磷、铁、镁、钠、铜、锌、硒等。此外，葡萄所含热能远高于苹果、梨等水果。

●吃葡萄对健康有什么好处

中医学认为，葡萄能滋肝肾、生津液、强筋骨，具有补益气血、通利小便等功效。吃葡萄对健康有如下好处：

(1) 葡萄含生物素，可保护皮肤、黏膜和指甲的健康，还可防治动脉粥样硬化、脑卒中（中风）、高脂血症、高血压、冠心病和血液循环障碍性疾病。

(2) 葡萄含有微量元素硒，能清除机体代谢产生的自由基，可延缓衰老、增强机体免疫力和防治癌症。

(3) 葡萄含有大量的果酸，可助消化、增强食欲。

（4）葡萄含有丰富的葡萄糖，很容易被吸收利用，为机体提供热能，增强体力；还可促进肝脏解毒，对肝脏有保护作用。

（5）葡萄尤其是葡萄皮和葡萄籽含有丰富的抗氧化剂葡萄多酚（原花青素）和白藜芦醇，可延缓衰老、防治癌症，同时还可降低血小板聚集、防治动脉粥样硬化和心脑血管疾病等。建议吃葡萄时连同葡萄籽一起吃。葡萄皮虽然含白藜芦醇也高，但权衡皮上可能残留较多农药，建议不要连同葡萄皮一起吃。

● 樱桃有什么营养

樱桃又名恩桃、莺桃、含桃、荆桃、朱樱、朱果、樱珠，被誉为“水果中的钻石”。樱桃含有蛋白质、脂肪、糖类、膳食纤维、维生素 B_1、维生素 B_2、维生素 C、维生素 E、胡萝卜素、花青素、花色素、红色素、烟酸，以及矿物质钾、钠、镁、钙、磷、铁、锌、硒、铜、锰等。其铁的含量居水果首位。

● 吃樱桃对健康有什么好处

中医学认为，樱桃具有调中益气、健脾和胃、祛风湿、润肌肤、去皱消斑等功效。吃樱桃对健康有如下好处：

（1）樱桃含有褪黑激素，具有很强的抗衰老作用。

（2）樱桃含有丰富的胡萝卜素，具有抗氧化、清除自由基，增强机体免疫力等作用。

（3）樱桃含有大量的铁，可防治缺铁性贫血，增强

体质。

(4) 樱桃含有丰富的钾，有助于机体细胞水和电解质平衡，维持正常血压和心脏功能，可预防心血管疾病，并可增强神经肌肉组织的正常兴奋性。

(5) 樱桃所含的花色素、花青素、红色素等抗氧化剂，比维生素 E 的抗衰老作用还强，能清除体内自由基，养颜美容；有降血压、预防癌症等作用；能促进血液循环，有助于尿酸排泄；还具有止痛消炎的效果，可缓解痛风、关节炎所引起的不适。

● 杏有什么营养

杏又名杏子、杏实，含有丰富的 β-胡萝卜素、钾和磷；还含有糖类、蛋白质、脂肪、维生素 B_1、维生素 B_2、维生素 B_6、苦杏仁苷（维生素 B_{17}）、维生素 C、维生素 E、维生素 P、生物素、膳食纤维、叶酸、泛酸、烟酸、黄酮类，以及矿物质钙、铁、镁、钠、铜、锌、锰、硒等。其钙、磷、铁、维生素 C、蛋白质的含量在水果中都是较高的。

● 吃杏对健康有什么好处

中医学认为，杏具有生津止渴、润肺定喘、清热解毒等功效。吃杏对健康有如下好处：

(1) 杏含有丰富的 β-胡萝卜素，具有抗氧化、清除自由基，增强机体免疫力等作用。

(2) 杏含有生物素，可保护皮肤、黏膜和指甲的健康，还可防治动脉粥样硬化、脑卒中（中风）、高脂血症、高血压、冠心病和血液循环障碍性疾病。

（3）杏含有较多的维生素 E，可清除自由基、延缓衰老，提高机体免疫力，预防血管硬化、防止胆固醇沉积、减少心血管疾病的发生。

（4）杏含有黄酮类物质，可降血压、血清胆固醇，具有预防心脏病和减少心肌梗死的作用；具有抗氧化作用，可清除自由基，延缓衰老和预防癌症等。

（5）杏含有苦杏仁苷，尤其在杏仁中的含量更高，具有镇咳、平喘，润肠、通便，镇痛，降低血糖、血脂，防治癌症等作用。

（6）杏含有丰富的矿物质钙、磷、铁，可预防骨质疏松和缺铁性贫血。

（7）杏含有较多的维生素 C，能降低毛细血管壁的通透性，防治牙龈出血；促进伤口愈合；促进铁的吸收，预防贫血；能降低血清三酰甘油和胆固醇，保护心血管，预防冠心病和动脉粥样硬化。

切记：①杏不能多吃，没有成熟的杏不要吃。因为没有成熟的杏含有大量的苦杏仁苷。虽然苦杏仁苷具有抗癌作用，但其代谢产物氢氰酸在微量时对呼吸中枢有镇静作用（故可镇咳、平喘），大量则会抑制呼吸中枢，导致呼吸麻痹，甚至死亡。②孕妇最好少吃或不吃杏为宜，因苦杏仁苷的代谢产物氢氰酸对胎儿有一定的毒性。

● 柠檬有什么营养

柠檬又名柠果、洋柠檬、益母果，因柠檬含有丰富的柠檬酸，所以被誉为“柠檬酸仓库”；又因孕妇最喜欢吃柠檬，因而被称为“益母果”。柠檬含有丰富的维生素P、生物素、维生素C、叶酸、钾、钙和镁；还含有蛋白质、脂肪、糖类、维生素B_1、维生素B_2、维生素E、膳食纤维、橙皮苷、柚皮苷、烟酸、泛酸，以及矿物质铁、磷、钠、铜、锌、锰、硒等。

● 吃柠檬对健康有什么好处

中医学认为，柠檬具有生津、止渴、祛暑、安胎、疏滞、健胃、止痛等功效。女性吃柠檬果或喝柠檬汁，有润肤、养颜、消除异味的作用。吃柠檬对健康有如下好处：

（1）柠檬含有丰富的有机酸——柠檬酸，可促进食欲、增强机体代谢、消除疲劳；有抗凝血作用，可防治高血压和心肌梗死；可促进脂肪分解，具有减肥作用。

（2）柠檬含有丰富的维生素C和维生素P，能降低毛细血管壁的通透性，防治牙龈出血；促进伤口愈合；促进铁的吸收，预防贫血；能降低血清三酰甘油和胆固醇，保护心血管，预防冠心病和动脉粥样硬化。

（3）柠檬含有丰富的钾，有助于机体细胞水和电解质平衡，维持正常血压和心脏功能，可预防心血管疾病，并可增强神经肌肉组织的正常兴奋性。

（4）柠檬含有丰富的叶酸，具有预防巨幼红细胞性贫血和胎儿神经管缺陷的功效，还可促进胎儿和儿童发育。

（5）柠檬含有丰富的生物素，可保护皮肤、黏膜、指甲的健康，还可防治动脉粥样硬化、脑卒中（中风）、高脂血症、高血压、冠心病和血液循环障碍性疾病。

（6）柠檬含有橙皮苷、柚皮苷等黄酮类物质，有较强的抗氧化作用，能清除自由基，具有一定的抗衰老、抗过敏，以及防治癌症的作用。

切记：不要长期大量吃柠檬或含柠檬酸添加剂的食品，因柠檬酸可促进体内钙的排泄和沉积，有可能导致低钙血症。若同时多吃含钙丰富的食物，如牛奶、蛋类、豆类或豆制品、虾皮、海带、紫菜等，可预防低钙血症。

● 芒果有什么营养

芒果又名檬果、望果、蜜望子等，被誉为“热带水果之王”。芒果含有丰富的维生素 P、维生素 C、叶酸、β-胡萝卜素、钾；还含有蛋白质、脂肪、糖类、维生素 B_1、维生素 B_2、维生素 B_6、生物素、维生素 E、膳食纤维、泛酸、烟酸、芒果酮酸、异芒果醇酸、芒果苷等黄酮类，以及矿物质铁、钙、磷、钠、铜、镁、锌、硒等。

● 吃芒果对健康有什么好处

中医学认为，芒果具有止渴生津、祛痰止咳、健胃等功效。吃芒果对健康有如下好处：

（1）芒果含有丰富的β-胡萝卜素，具有抗氧化、清除自由基，增强机体免疫力等作用。

（2）芒果含有丰富的维生素C和维生素P，二者协同作用，能降低毛细血管壁的通透性，防治牙龈出血；促进伤口愈合；促进铁的吸收，预防贫血；能降低血清三酰甘油和胆固醇，保护心血管，预防冠心病和动脉粥样硬化。

（3）芒果含有大量的芒果酮酸、异芒果醇酸和黄酮类物质芒果苷，具有抗氧化作用，可清除自由基，延缓衰老和预防癌症等。

（4）芒果含有丰富的叶酸，具有预防巨幼红细胞性贫血和胎儿神经管缺陷的功效，还可促进胎儿和儿童发育。

（5）芒果含有丰富的钾，有助于机体细胞水和电解质平衡，维持正常血压和心脏功能，可预防心血管疾病，并可增强神经肌肉组织的正常兴奋性。

切记：芒果不要吃得过多，否则皮肤会“发黄”，并可对肾脏导致损害。

● 枇杷有什么营养

枇杷又名琵琶果、金丸、蜜丸、卢橘等，因其叶形状似琵琶而得名。枇杷含有丰富的糖类、β-胡萝卜素、维生素C、钾、钙和镁；还含有蛋白质、脂肪、膳食纤维、烟酸、单宁、苹果酸、柠檬酸、维生素B_1、维生素B_2、苦杏仁苷（维生素B_{17}）、维生素E，以及矿物质铁、磷、铜、钠、锌、锰、硒等。其胡萝卜素的含量在水果中居第3位。

● 吃枇杷对健康有什么好处

中医学认为，枇杷具有润肺止咳、止渴、和胃等功效。

吃枇杷对健康有如下好处：

（1）枇杷含有丰富的β-胡萝卜素，具有抗氧化、清除自由基，增强机体免疫力等作用。

（2）枇杷含有苦杏仁苷，尤其是枇杷仁含量更高，具有镇咳、平喘，润肠、通便，镇痛，降低血糖、血脂，防治癌症等作用。

（3）枇杷所含的苹果酸、柠檬酸等有机酸，可促进食欲、增强机体代谢、消除疲劳；有抗凝血作用，可防治高血压和心肌梗死；可促进脂肪分解，具有减肥作用。

（4）枇杷含有丰富的维生素C，能降低毛细血管壁的通透性，防治牙龈出血；促进伤口愈合；促进铁的吸收，预防贫血；能降低血清三酰甘油和胆固醇，保护心血管，预防冠心病和动脉粥样硬化。

（5）枇杷所含的单宁，在体内可吸附和阻止致癌化学物质的吸收，具有防癌作用。

● 草莓有什么营养

草莓又名红莓、地莓等，有2 000多个品种。草莓含有丰富的维生素C、生物素、叶酸、钾、磷、钙和镁；还含有糖类、蛋白质、膳食纤维、维生素B_1、维生素B_2、维生素B_6、维生素E、胡萝卜素、泛酸、烟酸、柠檬酸、苹果酸，以及矿物质钠、铁、锌、铜、硒等。其维生素C的含量是苹果、西瓜、葡萄的10倍，钙的含量是梨、苹果的3倍～5倍。

● 吃草莓对健康有什么好处

中医学认为，草莓具有润肺生津、健脾和胃、滋养补血等功效。吃草莓对健康有如下好处：

（1）草莓含有丰富的维生素C，能降低毛细血管壁的通透性，防治牙龈出血；促进伤口愈合；促进铁的吸收，预防贫血；能降低血清三酰甘油和胆固醇，保护心血管，预防冠心病和动脉粥样硬化。

（2）草莓含有丰富的胡萝卜素，具有抗氧化、清除自由基，增强机体免疫力等作用。

（3）草莓含有天门冬氨酸，可增强肝功能、消除疲劳，还具有减肥的作用。

（4）草莓含有水溶性膳食纤维果胶，可促进胃肠蠕动，防治便秘；减少脂肪的吸收，起到减肥作用；还能有效预防高血压、高血脂和高血糖。

（5）草莓含有花青素和鞣花酸，能清除体内自由基、养颜美容、延缓衰老，还有降血压、预防癌症等作用。

（6）草莓含有较多的叶酸，具有预防巨幼红细胞性贫血和胎儿神经管缺陷的功效，还可促进胎儿和儿童发育。

切记：用淡盐水浸泡草莓10分钟，既能杀菌又容易洗干净。

● 猕猴桃有什么营养

猕猴桃又名毛桃、藤梨，因为它是猕猴喜爱的一种野生果食，故名猕猴桃。猕猴桃含有丰富的维生素C、叶酸、糖类、钾、钙和磷；还含有膳食纤维、蛋白质、脂肪、胡萝卜素、维生素 B_1、维生素 B_2、维生素 B_6、维生素 B_{12}、维生素 E、烟酸、叶黄素、肌醇、谷胱甘肽、血清促进素、猕猴桃碱，以及矿物质钠、镁、铜、铁、锌、锰、硒等。其维生素 C 的含量在水果中名列前茅，比草莓和柑橘类水果的含量都高；几乎一个猕猴桃就能提供一个人一天所需的维生素 C 量，故猕猴桃被誉为“维 C 之王”。其钾含量非常高，位居水果前列。其蛋白质的氨基酸组成中，精氨酸含量丰富。

● 吃猕猴桃对健康有什么好处

中医学认为，猕猴桃具有调中理气、生津润燥、解热除烦、利尿通淋、和胃降逆等功效。吃猕猴桃对健康有如下好处：

（1）猕猴桃含有丰富的维生素 C，能降低毛细血管壁的通透性，防治牙龈出血；促进伤口愈合；促进铁的吸收，预防贫血；能降低血清三酰甘油和胆固醇，保护心血管，预防冠心病和动脉粥样硬化。

（2）猕猴桃含有丰富的钾，有助于机体细胞水和电解质平衡，维持正常血压和心脏功能，可预防心血管疾病，并可增强神经肌肉组织的正常兴奋性。

（3）猕猴桃含有丰富的叶酸，具有预防巨幼红细胞性贫血和胎儿神经管缺陷的功效，还可促进胎儿和儿童发育。

（4）猕猴桃含有丰富的叶黄素，对视网膜中的黄斑有重要保护作用，可预防白内障；还可预防乳腺癌的发生。

（5）猕猴桃所含的猕猴桃碱，具有降低血糖、预防癌

症、增强记忆力和减轻更年期综合征症状等作用。

(6) 猕猴桃含有血清促进素，具有稳定情绪和镇静的作用。

(7) 猕猴桃含天然肌醇，能有效调节糖代谢，具有防治糖尿病和抑郁症的独特功效。

(8) 猕猴桃含有抗突变成分——谷胱甘肽，能有效抑制癌基因的突变，并可防止致癌物亚硝胺在机体内的形成，对肝癌、肺癌、皮肤癌、前列腺癌等癌细胞病变有一定的抑制作用。

(9) 猕猴桃含有丰富的精氨酸，能有效改善血液流动、阻止血栓的形成，具有降低冠心病、高血压、心肌梗死、动脉粥样硬化等疾病的发病率和防治男性勃起功能障碍（阳痿）的特别功效。

(10) 猕猴桃含有多种维生素和氨基酸，膳食纤维丰富（尤其是水溶性膳食纤维果胶含量高），脂肪含量低且不含胆固醇，对减肥、美容有独特的作用。

切记：调查显示，小于5岁的儿童吃猕猴桃容易引起过敏，表现为口腔瘙痒、舌头膨胀，严重者出现呼吸困难和虚脱。但没有因吃猕猴桃导致死亡的病例报告。

● 西瓜有什么营养

西瓜又名水瓜、寒瓜、夏瓜，因其在汉代从西域引入，故称“西瓜”。西瓜是所有水果中果汁含量最丰富的，其水分含量高达90%左右，故有“水瓜”之称。除水分之外，西瓜含有丰富的糖类、生物素、维生素C、胡萝卜素、钾、钙和镁；还含有蛋白质、脂肪、维生素 B_1、维生素 B_2、维生素 B_6、维生素 E、苹果酸、番茄红素、叶酸、泛酸、烟酸、配糖体、蛋白酶、枸杞碱、甜茶碱，以及矿物质磷、钠、铜、铁、锌、锰、硒等。其蛋白质的氨基酸组成中，瓜氨酸非常丰富。

有研究表明，保存在室温下的西瓜比刚摘下的西瓜含有更多的营养成分，尤其是番茄红素会增加40%，而能在机体内转化成维生素 A 的β-胡萝卜素会增加50%～139%。若将西瓜冷藏在冰箱或冰柜里便减缓了继续产生营养成分的过程。冰镇西瓜吃起来虽然爽口，但营养成分却比在室温下保存的西瓜少得多。当然，在室温下也不能存放太久，否则会坏掉。

● 吃西瓜对健康有什么好处

中医学认为，西瓜具有生津、止渴、除烦、解暑热、助消化、清肺胃、利小便、促代谢等功效。吃西瓜对健康有如下好处：

（1）西瓜含有大量水分，所含的水是活性水，水分子的渗透力强，容易进入细胞内，能够把养分带到细胞组织，促进新陈代谢。

（2）西瓜含有较多的钾，有助于机体细胞水和电解质平衡，维持正常血压和心脏功能，可预防心血管疾病，并可增强神经肌肉组织的正常兴奋性。

（3）西瓜所含的番茄红素，可增强机体免疫力，有良好的防治癌症等功效；能降低血清胆固醇，还有降血压作用；

能清除体内的自由基，延缓衰老等。

（4）西瓜含有配糖体，具有利尿和降血压的作用。

（5）西瓜含蛋白酶，可促进蛋白质分解。

（6）西瓜含有丰富的糖类，可为机体提供热能，具有恢复体力、提高耐力等作用。

（7）西瓜含有丰富的瓜氨酸，可维持身体酸碱平衡，能帮助身体消除疲劳、减轻压力；另外，经科学家研究发现，瓜氨酸具有与“伟哥”（枸橼酸西地那非）类似的药理作用，可增加流入阴茎海绵体内的血液量，具有防治男性勃起功能障碍（阳痿）的特别功效。瓜氨酸的此作用强于精氨酸。

切记：西瓜属寒性食物，不要吃得过多，否则会损伤脾胃而引发消化不良、腹胀或腹泻。

●哈密瓜有什么营养

哈密瓜又称厚皮甜瓜、甘瓜，因新疆哈密王将其进贡给清朝乾隆皇帝而得名。哈密瓜有的带奶油味，有的含柠檬香；其形状多样，有圆形、椭圆形、长棒形和短筒形等。瓜皮的颜色有白玉色、金黄色、青色、绿色和杂色等。

哈密瓜含有丰富的胡萝卜素、维生素 C、铁、钾和钠；还含有糖类、蛋白质、膳食纤维、苹果酸、果胶、脂肪、维生素 B_1、维生素 B_2、维生素 B_6、维生素 E、烟酸、叶酸、泛酸，以及矿物质磷、镁、钙、锌、铜、锰、硒等。其铁的含量比鸡肉多两三倍，比牛奶高 17 倍；维生素的含量比西瓜高 4 倍～7 倍，比苹果高 6 倍，比杏高 1.3 倍。

● 吃哈密瓜对健康有什么好处

中医学认为，哈密瓜具有疗饥、利便、益气、清肺热、止咳等功效。吃哈密瓜对健康有如下好处：

（1）哈密瓜含有丰富的铁，可防治缺铁性贫血，增强体质。

（2）哈密瓜含有丰富的胡萝卜素，具有抗氧化、清除自由基，增强机体免疫力等作用。

（3）哈密瓜含有丰富的维生素C，能降低毛细血管壁的通透性，防治牙龈出血；促进伤口愈合；促进铁的吸收，预防贫血；能降低血清三酰甘油和胆固醇，保护心血管，预防冠心病和动脉粥样硬化。

（4）哈密瓜含有丰富的糖类，能为机体提供热能，增强体力；还可促进肝脏解毒，对肝脏有保护作用。

● 木瓜有什么营养

木瓜又名乳瓜、番瓜，能生吃的木瓜实际上是番木瓜。木瓜含有丰富的维生素C、生物素、叶酸、钠、钾、钙和磷；还含有β-胡萝卜素、维生素B_1、维生素B_2、维生素B_6、维生素E、泛酸、烟酸、木瓜酵素、木瓜蛋白酶、凝乳酶、番木瓜碱，以及矿物质镁、硒、铁、锌、铜、锰等。其维生素C的含量特别高，是西瓜、香蕉含量的5倍。

生的或半生的木瓜比较适合于煲汤；较熟的木瓜适合于生吃。

●吃木瓜对健康有什么好处

中医学认为，木瓜有健胃肠、助消化、润肺燥、除热痰、通乳汁、益身体等功效。吃木瓜对健康有如下好处：

(1) 木瓜含有丰富的维生素C，能降低毛细血管壁的通透性，防治牙龈出血；促进伤口愈合；促进铁的吸收，预防贫血；能降低血清三酰甘油和胆固醇，保护心血管，预防冠心病和动脉粥样硬化。

(2) 木瓜含有大量的β-胡萝卜素，具有抗氧化、清除自由基，增强机体免疫力等作用。

(3) 木瓜独含的番木瓜碱具有防治癌症等功效，能阻止致癌物质亚硝胺的合成，尤其对淋巴细胞性白血病细胞具有强烈抗癌活性；还具有缓解痉挛疼痛的作用，对腓肠肌痉挛有明显的治疗作用。

(4) 木瓜所含的木瓜蛋白酶，有助消化作用；还具有消炎作用，可清洁口腔、防止口臭和减轻炎症水肿等功能。最新研究认为，木瓜蛋白酶可引起流产。

(5) 木瓜所含的凝乳酶对乳腺发育很有益处，具有丰胸和催奶的作用。

(6) 木瓜酵素可分解脂肪，对肥胖者有一定的减肥作用。

切记：①木瓜不要吃得过多，大量的番木瓜碱对身体有一定毒性；②孕妇不适合吃，有可能会引起子宫收缩和腹痛，可引起流产。

● 香瓜有什么营养

香瓜又名甜瓜、熟瓜、甘瓜、果瓜，其品种很多。香瓜含有丰富的维生素C和钾、磷、钙、镁等矿物质；还含有蛋白质、脂肪、糖类、β-胡萝卜素、膳食纤维、维生素B_1、维生素B_2、维生素E、烟酸、苹果酸、转化酶、甜菜茄，以及矿物质钠、铜、铁、锌、锰、硒等。

● 吃香瓜对健康有什么好处

中医学认为，香瓜具有清暑祛热、解烦止渴、润肺止咳、利尿消肿、消炎解毒、活血止痛等功效。吃香瓜对健康有如下好处：

（1）香瓜含有丰富的维生素C，能降低毛细血管壁的通透性，防治牙龈出血；促进伤口愈合；促进铁的吸收，预防贫血；能降低血清三酰甘油和胆固醇，保护心血管，预防冠心病和动脉粥样硬化。

（2）香瓜含有丰富的钾，有助于机体细胞水和电解质平衡，维持正常血压和心脏功能，可预防心血管疾病，并可增强神经肌肉组织的正常兴奋性。

（3）香瓜含有β-胡萝卜素，具有抗氧化、清除自由基，增强机体免疫力等作用。

（4）香瓜所含的转化酶可将不溶性蛋白质转变成可溶性蛋白质，能帮助肾脏病人吸收营养。

（5）香瓜含有大量水分、糖类、柠檬酸、B族维生素等，可防治中暑。

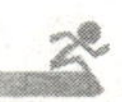

●石榴有什么营养

石榴又名安石榴、钟石榴，主要有玛瑙石榴、粉皮石榴、青皮石榴、玉石子等品种。石榴含有丰富的糖类、维生素C、钾、磷、钙、镁；还含有蛋白质、脂肪、膳食纤维、维生素B_1、维生素B_2、维生素B_6、维生素E、生物素、叶酸、泛酸、烟酸、苹果酸、柠檬酸、花青素，以及矿物质钠、锌、铁、铜、锰等。其黄酮类的含量高于绿茶的含量，其脂肪构成中亚麻酸含量较高。

●吃石榴对健康有什么好处

中医学认为，石榴具有清热止渴、生津养胃、杀虫止泻及利胆明目等功效。吃石榴对健康有如下好处：

（1）石榴含有花青素等黄酮类物质，尤其是在石榴籽中的含量很高，具有很强的抗氧化作用，可清除自由基，延缓衰老和预防癌症，对大多数依赖雌激素的乳腺癌细胞有毒性。因此，石榴是延缓衰老和防治癌症的最佳食物之一。建议吃石榴时连同石榴籽一起吃。

（2）石榴含有较多的单宁，有收敛杀菌作用，可治疗腹泻。

（3）石榴含有苹果酸、柠檬酸等有机酸，可促进食欲、增强机体代谢、消除疲劳；有抗凝血作用，可防治高血压和心肌梗死；可促进脂肪分解，具有减肥作用。

（4）石榴含有丰富的钙，可预防骨质疏松等疾病。

● 荔枝有什么营养

荔枝又名丹荔、红荔、丽枝、香果、勒荔、离支等，其品种很多。荔枝含有丰富的糖类、维生素 C 和钾；还含有蛋白质、脂肪、维生素 B_1、维生素 B_2、胡萝卜素、烟酸、泛酸、柠檬酸、膳食纤维，以及矿物质磷、镁、钙、钠、锌、铜、铁、锰、硒等。荔枝核含有甘氨酸和矢车菊素等。

● 吃荔枝对健康有什么好处

中医学认为，荔枝具有补脾益肝、理气补血、温中止痛、补心安神等功效。吃荔枝对健康有如下好处：

（1）荔枝含有丰富的糖类，主要为葡萄糖，很容易被吸收利用，可为机体提供热能，增强体力；还可促进肝脏解毒，对肝脏有保护作用。

（2）荔枝含有丰富的维生素 C 和蛋白质，能增强机体免疫力，提高抗病能力。

（3）荔枝含有丰富的钾，有助于机体细胞水和电解质平衡，维持正常血压和心脏功能，可预防心血管疾病，并可增强神经肌肉组织的正常兴奋性。

（4）荔枝含有多种维生素，能促进毛细血管的血液循环，防止雀斑的发生，可使皮肤更加光滑。

切记：俗话说“一只荔枝三把火”，不要吃得太多，以避免患“荔枝病”。

● 山楂有什么营养

山楂又名山果红、胭脂果、酸梅子、山梨、酸查、赤枣子。山楂含有丰富的糖类、维生素C、维生素E、胡萝卜素、钾、钙、磷和镁；还含有蛋白质、脂肪、膳食纤维、维生素B_1、维生素B_2、生物素、烟酸、山楂酸、酒石酸、柠檬酸、苹果酸、黄酮类，以及矿物质铁、钠、铜、锰、锌、硒等。其钙的含量居水果前列。

● 吃山楂对健康有什么好处

中医学认为，山楂具有健脾消积、收敛止痢、活血化瘀、驱虫解毒等功效。吃山楂对健康有如下好处：

（1）山楂含有丰富的钙，可防治佝偻病和骨质疏松。

（2）山楂含有丰富的胡萝卜素，具有抗氧化、清除自由基，增强机体免疫力等作用。

（3）山楂含有山楂酸、酒石酸、柠檬酸、苹果酸等有机酸，可促进食欲、增强机体代谢、消除疲劳；可显著对抗肾上腺素、葡萄糖引起的血糖升高；有抗氧化、抗病毒、防治癌症的作用，还具有活血化瘀、收缩子宫和促进产后子宫复原的作用。

（4）山楂含有黄酮类物质，可降血压、血清胆固醇；具有抗氧化作用，可清除自由基，延缓衰老和预防癌症等。

（5）山楂的果胶含量居水果之首，可促进胃肠蠕动，防治便秘；减少脂肪的吸收，起到减肥作用；还能有效预防高血压、高血脂和高血糖。

切记：①胃肠功能差的人不要长期吃生山楂，否则会增加发生胃溃疡、胃出血甚至胃穿孔的风险。②血脂过低的人不要多吃，否则会影响身体健康。③正在换牙的儿童不能长时间贪吃山楂类食品，否则对牙不利。④山楂能促进胃酸分泌，空腹不适合吃。⑤山楂中的酸性物质对牙具有一定的酸蚀作用，因此吃后要注意及时漱口。⑥山楂有收缩子宫平滑肌的作用，孕妇不能多吃，否则可能诱发流产。

●桂圆有什么营养

桂圆又名龙眼、圆眼、福圆、益智，含有丰富的糖类、维生素C、钾和磷；还含有蛋白质、脂肪、膳食纤维、胡萝卜素、维生素B_1、维生素B_2、烟酸、腺嘌呤、酒石酸、胆碱，以及矿物质镁、钙、钠、铁、锌、铜、锰、硒等。

●吃桂圆对健康有什么好处

中医学认为，桂圆具有开胃益脾、补心安神、养血壮阳、补虚长智等功效。吃桂圆对健康有如下好处：

（1）桂圆含有丰富的糖类，主要是葡萄糖，很容易被吸收利用，能为机体提供热能，增强体力；还可促进肝脏解毒，对肝脏有保护作用。

（2）桂圆含有丰富的钾，有助于机体细胞水和电解质平衡，维持正常血压和心脏功能，可预防心血管疾病，并可增强神经肌肉组织的正常兴奋性。

（3）桂圆含有较多的铁，可防治缺铁性贫血，增强体质。

（4）桂圆含有黄素蛋白酶——脑β型单胺氧化酶抑制成分，具有延缓衰老的作用。

（5）桂圆含有酒石酸等有机酸，可促进食欲、增强机体代谢、消除疲劳；具有抗氧化、抗病毒、防治癌症等作用。

（6）桂圆含有丰富的多种维生素和矿物质，具有补脑健身的作用，是病后或产后虚弱、贫血、神经衰弱等病人的滋补佳品。

●无花果有什么营养

无花果又名天生子、文仙果、蜜果、奶浆果，含有丰富的膳食纤维、糖类、钾和钙；还含有蛋白质、脂肪、胡萝卜素、维生素 B_1、维生素 B_2、维生素 B_6、维生素 B_{12}、维生素C、维生素D、维生素E、生物素、叶酸、泛酸、烟酸、苹果酸、柠檬酸、草酸、延胡索酸、琥珀酸、丙二酸、莽草酸、奎宁酸、甘油酸、黄酮类、补骨酯素、淀粉糖化酶、酯酶、脂肪酶、蛋白酶，以及矿物质磷、镁、钠、锌、铁、锰、铁、铜、硒等。其蛋白质的氨基酸组成中，天门冬氨酸的含量居水果前列且赖氨酸含量丰富。

●吃无花果对健康有什么好处

中医学认为，无花果具有补脾益胃、消肿解毒、润肠通便等功效。吃无花果对健康有如下好处：

（1）无花果含有较多的天门冬氨酸，可增强肝功能、消除疲劳，还具有减肥的作用。

（2）无花果含有多糖，具有增强机体免疫力、预防癌症等作用。

（3）无花果含脂肪酶和水解酶，具有分解血脂、降低血脂和血压、预防冠心病等作用。

（4）无花果含苹果酸、柠檬酸等有机酸，可促进食欲、增强机体代谢、消除疲劳；有抗凝血作用，可防治高血压和心肌梗死；可促进脂肪分解，具有减肥作用。

（5）无花果含有丰富的糖类、脂肪、蛋白质、维生素和矿物质，能有效补充人体所需营养成分，增强机体的抗病能力。

（6）无花果含有苯甲醛，可阻止癌细胞增殖，防治早中期癌症。

● 甘蔗有什么营养

甘蔗又名薯蔗、竿蔗、干蔗、竹蔗等，含有丰富的糖类和铁；还含有蛋白质、脂肪、膳食纤维、维生素 B_1、维生素 B_2、维生素 B_6、维生素 C、胡萝卜素、烟酸、甲基延胡索酸、延胡索酸、琥珀酸、乌头酸、甘醇酸、苹果酸、柠檬酸、草酸，以及矿物质磷、钙、镁、钠、钾、锰、锌、铜、硒等。其铁的含量居水果前列。

● 吃甘蔗对健康有什么好处

中医学认为，甘蔗具有清热、生津、下气、润燥、补肺益胃等功效。吃甘蔗对健康有如下好处：

（1）甘蔗含糖类十分丰富，极易被吸收，能为机体提供热能，增强体力。

(2) 甘蔗含有丰富的铁，是缺铁性贫血病人的最佳补品，因而素有“补血果”的美称。

(3) 甘蔗含有苹果酸、柠檬酸等有机酸，可促进食欲、增强机体代谢、消除疲劳；有抗凝血作用，可防治高血压和心肌梗死；可促进脂肪分解，具有减肥作用。

(4) 甘蔗含有多种维生素和矿物质，能有效补充人体所需营养成分，增强机体的抗病能力。

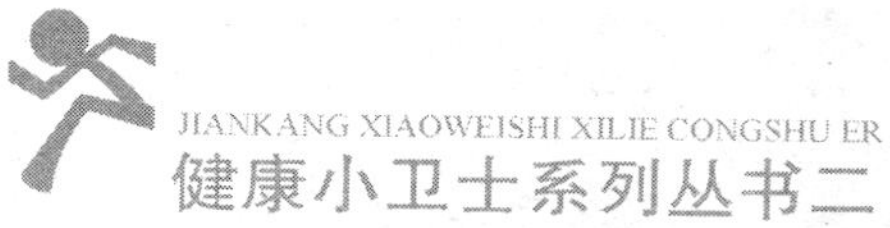

吃得明白　吃得健康

坚果营养篇

● 花生有什么营养

花生又名落花生、番豆、长生果、落地松、地果、唐人豆、成寿果等，主要品种有普通型、蜂腰型、多粒型、珍珠豆型等。花生具有滋养补益、延年益寿等功效，所以有“长生果”、“植物肉”和“素中之荤”的美称。

花生含有丰富的蛋白质、脂肪、钙、磷、铁、锌，特别是不饱和脂肪酸的含量很高，其营养价值比粮食类高，可与鸡蛋、牛奶、肉类等食物媲美。花生还含有糖类、膳食纤维、磷脂酰胆碱、磷脂酰乙醇胺、胆碱、维生素 B_1、维生素 B_2、维生素 E、维生素 K、胡萝卜素、叶酸、烟酸、儿茶素、植物固醇、皂苷、白藜芦醇，以及矿物质钾、钠、镁、锰、铜、碘、硒、钴等。其蛋白质的含量不亚于黄豆，并极易被吸收；脂肪的含量是大豆的 2 倍多。

● 吃花生对健康有什么好处

中医学认为，花生具有调和脾胃、补血止血、降压调脂等功效。吃花生对健康有如下好处：

（1）花生含有丰富的脂肪和蛋白质，具有滋补气血、养血通乳的作用。

（2）花生的钙和磷含量很高，可预防佝偻病和骨质疏松。

（3）花生含有丰富的锌，可促进儿童生长发育、增强机体免疫力等。

（4）花生含有儿茶素，具有很强的延缓衰老的作用。

(5) 花生含有丰富的叶酸，具有预防巨幼红细胞性贫血和胎儿神经管缺陷的功效，还可促进胎儿和儿童发育。

(6) 花生含磷脂酰胆碱、磷脂酰乙醇胺和胆碱，能促进肝细胞再生，预防脂肪肝；可降低血清胆固醇，防治动脉粥样硬化、冠心病；促进大脑发育，增强记忆力，延缓衰老，消除疲劳等。

(7) 花生含有白藜芦醇，可防治癌症，同时还可减少血小板聚集、防治动脉粥样硬化和心脑血管疾病。

(8) 花生所含的植物固醇，尤其是β-谷固醇，能抑制胆固醇的吸收，促进胆固醇的降解代谢，具有防治冠心病、动脉粥样硬化，以及肠癌、前列腺癌和乳腺癌等功效。

(9) 花生所含脂肪的绝大部分是不饱和脂肪酸，其中绝大部分为亚油酸，能显著降低总胆固醇和“有害胆固醇”(低密度脂蛋白胆固醇)，可防治动脉粥样硬化、冠心病、高血压，还可以美容润肤。

(9) 花生含有丰富的微量元素钴，钴是人体合成维生素 B_{12} 的必需原料，具有促进造血的作用。

(10) 花生含有丰富的钾，有助于机体细胞水和电解质平衡，维持正常血压和心脏功能，可预防心血管疾病，并可增强神经肌肉组织的正常兴奋性。

(11) 花生衣，特别是红色衣，含油脂、维生素 K 等物质，能对抗纤维蛋白的溶解和促进骨髓制造血小板，可防治多种出血性疾病。

切记：①霉变花生不能吃，因为花生霉变后含有大量黄曲霉素，会引起癌症。②花生含油脂多，消化时需要消耗较

多胆汁，胆结石病人、胆囊切除者不能吃太多。

● 核桃有什么营养

核桃又名胡桃，号称“长寿食品”。核桃含有丰富的蛋白质、脂肪、维生素 E、锌、碘；还含有糖类、膳食纤维、维生素 B_1、维生素 B_2、维生素 B_6、维生素 C、叶酸、泛酸、烟酸、胡桃醌、补骨乙酸、磷脂，以及矿物质钾、钠、钙、镁、磷、铁、锰、铜、硒、钴等。

● 吃核桃对健康有什么好处

中医学认为，核桃具有补肾健脑、补中益气、润肌肤、乌须发等功效。吃核桃对健康有如下好处：

（1）核桃含有丰富的脂肪，以亚油酸甘油酯、亚麻酸和油酸甘油酯为主，具有防治高血压、动脉粥样硬化、心脑血管疾病等作用。亚麻酸在体内还能衍生为二十二碳六烯酸（DHA，俗称脑黄金），可促进儿童大脑和视网膜发育。

（2）核桃含有丰富的锌，可促进儿童生长发育、增强机体免疫力等。

（3）核桃含有丰富的叶酸，具有预防巨幼红细胞性贫血和胎儿神经管缺陷的功效，还可促进胎儿和儿童发育。

（4）核桃含有补骨乙酸，能扩张冠状动脉、兴奋心脏、增强心肌功能，可防治失眠和神经衰弱。

（5）核桃含有较高的磷脂，能维护细胞正常代谢和增强细胞活力，可防止脑细胞的衰退，具有降血脂和延缓衰老的作用。

(6) 核桃所含的胡桃醌，对某些癌症有抑制作用。

(7) 核桃含有丰富的微量元素钴，钴是人体合成维生素 B_{12} 的必需原料，具有促进造血的作用。

切记：核桃含油脂成分高，一次不要吃得太多，以免引起腹泻。

●板栗有什么营养

板栗又名栗子，含有丰富的糖类和胡萝卜素；还含有蛋白质、脂肪、膳食纤维、维生素 B_1、维生素 B_2、维生素 C、维生素 E、烟酸，以及矿物质钾、磷、镁、钙、钠、铁、锌、锰、铜、硒等。其糖类的含量比其他坚果多 3 倍～4 倍；维生素 B_2 的含量至少是大米的 4 倍；鲜板栗的维生素 C 含量比番茄还要高；钾的含量比苹果高 4 倍。

●吃板栗对健康有什么好处

中医学认为，板栗具有补脾健胃、补肾强筋、活血止血等功效，对人体的滋补功能可与人参、黄芪、当归等媲美，对辅助治疗肾虚有益，故又被称为“肾之果”。吃板栗对健康有如下好处：

(1) 板栗含有丰富的维生素 B_2，能防治口角炎、舌炎等。

(2) 板栗含糖量较高，能供给机体较多的热能，补充体力。

(3) 鲜板栗含有丰富的维生素 C，能降低毛细血管壁的通透性，防治牙龈出血；可促进伤口愈合；促进铁的吸收，预防贫血；能降低血清三酰甘油和胆固醇，保护心血管，预防冠心病和动脉粥样硬化。

（4）板栗含有丰富的钾，有助于机体细胞水和电解质平衡，维持正常血压和心脏功能，可预防心血管疾病，并可增强神经肌肉组织的正常兴奋性。

（5）板栗含有丰富的多不饱和脂肪酸、多种维生素和矿物质，是延缓衰老、延年益寿的滋补佳品。

切记：板栗一次不要吃得太多，否则不易消化，会出现腹胀、腹痛。

●白果有什么营养

白果是银杏的俗称，含有丰富的蛋白质、糖类、维生素E、磷、钙、硒；还含有脂肪、胡萝卜素、维生素B_2、银杏酸、氢化银杏酸、银杏醇、银杏酚、黄酮苷、苦内酯，以及矿物质钾、钠、铁、锌、锰、铜等。

●吃白果对健康有什么好处

《本草纲目》记载：白果“熟食温肺、益气、定喘嗽、缩小便、止白浊，生食降痰、消毒杀虫。”吃白果对健康有如下好处：

（1）白果含有银杏醇、银杏酸，具有抑菌和杀菌作用，可防治呼吸道感染性疾病。

（2）白果含有银杏酚，具有降血压作用。

（3）白果含有黄酮苷和苦内酯，对脑血栓、老年性痴呆、高血压、冠心病、动脉粥样硬化等疾病有特殊的防治效

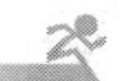

果。经常食用，可扩张微血管，促进血液循环，使人肌肤红润、精神焕发。

切记：白果含少量氢氰酸，尤其是果心绿色的胚芽毒性最强，因而生熟都要少吃（若生食，一定要去壳、去红软膜、去胚芽，成人每天最多吃 5 粒～7 粒；若熟食，每次 20 粒～30 粒为宜），也不能长期吃；5 岁以下儿童和孕妇应禁止食用，否则会中毒。中毒轻者表现为恶心、呕吐、腹痛、腹泻、发热、发绀，进一步可出现头痛、视物模糊、抽搐，严重者出现昏迷，甚至呼吸麻痹而死亡。

● 杏仁有什么营养

杏仁又名杏仁核、杏梅仁，有苦、甜之分，苦杏仁又名北杏仁，甜杏仁又名南杏仁。杏仁含有丰富的蛋白质、脂肪、糖类、维生素 C、维生素 E、苦杏仁苷（维生素 B_{17}）、钙、硒和铁；还含有膳食纤维、维生素 B_1、维生素 B_2，以及矿物质钾、钠、镁、磷、锌、锰、铜、碘等。其蛋白质中谷氨酸和赖氨酸的含量较高，而硒的含量在各类坚果中是最高的，钙的含量是牛奶的 2 倍。

甜杏仁一般作为休闲小吃，也可做凉菜用；苦杏仁一般用来入药，但有小毒，不可多吃。

● 吃杏仁对健康有什么好处

中医学认为，杏仁具有止咳平喘、润肠通便、润泽肌肤、通利血络等功效。吃杏仁对健康有如下好处：

（1）杏仁含有丰富的维生素 E，可清除自由基、延缓衰老，提高机体免疫力，防止胆固醇沉积、预防血管硬化、减少心血管疾病的发生。

（2）杏仁含有丰富的单不饱和脂肪酸，有益于心脏健康。

（3）苦杏仁比甜杏仁含有更丰富的苦杏仁苷，具有止咳、平喘，润肠、通便，镇痛，降低血糖、血脂，防治癌症等作用。

（4）杏仁含有丰富的硒，硒与维生素E结合，能更好地起到清除机体代谢产生的自由基的作用，可延缓衰老、增强机体免疫力和防治癌症。

（5）杏仁含有丰富的黄酮类物质，可降血压和血清胆固醇，具有预防心脏病和减少心肌梗死的作用；具有抗氧化作用，可清除自由基、延缓衰老和预防癌症等。

切记：①苦杏仁含有大量的苦杏仁苷，吃多了会导致中毒。因苦杏仁苷水解后产生氢氰酸，中毒轻者表现为恶心、呕吐、腹痛、腹泻、发热、发绀，进一步则出现头痛、视物模糊、抽搐，严重者出现昏迷，甚至呼吸麻痹而死亡。②孕妇不宜吃杏仁，因苦杏仁苷的代谢产物氢氰酸对胎儿有一定的毒性。

●腰果有什么营养

腰果又名鸡腰果、介寿果，因其坚果呈肾形而得名。腰果含有丰富的蛋白质、脂肪、糖类、胡萝卜素、维生素K、钾、钠、磷、硒；还含有膳食纤维、维生素B_1、维生素B_2、维生素B_6、维生素C、维生素E、叶酸、泛酸、烟酸，以及

矿物质钙、镁、铁、锌、铜、锰、铬等。

●吃腰果对健康有什么好处

中医学认为，腰果具有补脑、养血、补肾、健脾、下逆气、止久渴等功效。吃腰果对健康有如下好处：

(1) 腰果含有丰富的微量元素硒，能清除机体代谢产生的自由基，可延缓衰老、增强机体免疫力和防治癌症。

(2) 腰果含有丰富的油脂，可润肠通便、润肤美容。

(3) 腰果的维生素 B_1 含量仅次于芝麻和花生，能改善大脑和神经系统功能，可辅助治疗失眠，补充体力、消除疲劳，还可预防维生素 B_1 缺乏引起的脚气病。

(4) 腰果的脂肪成分主要是单不饱和脂肪酸，还含有多种维生素和微量元素，具有软化血管的作用，能降低血清胆固醇、三酰甘油和低密度脂蛋白的含量，增加高密度脂蛋白含量，可预防动脉粥样硬化、脑卒中（中风）等疾病。

切记：腰果含热能较高，多吃容易发胖。

●榛子有什么营养

榛子又名山板栗、尖栗、榧子等，含有丰富的蛋白质、脂肪、糖类、胡萝卜素、维生素 E、钾、磷、镁、钙；还含有膳食纤维、维生素 B_1、维生素 B_2、维生素 B_6、维生素 K、叶酸、泛酸、烟酸、β-谷固醇、紫杉酚，以及矿物质钠、铁、锌、铜、锰、硒、碘等。其蛋白质的氨基酸组成中，人体必需的 8 种氨基酸的含量远远高于核桃；钙、磷、铁等矿物质的含量也高于其他坚果。

● 吃榛子对健康有什么好处

中医学认为，榛子具有补益脾胃、滋养气血、明目、强身等功效。吃榛子对健康有如下好处：

（1）榛子含有天然香气，具有开胃的作用。

（2）榛子含有丰富的维生素 E，可清除自由基、延缓衰老，提高机体免疫力，预防血管硬化、防止胆固醇沉积、减少心血管疾病的发生。

（3）榛子含有抗癌物质紫杉酚，可防治卵巢癌、乳腺癌及其他癌症。

（4）榛子所含的β-谷固醇，能抑制胆固醇的吸收，促进胆固醇降解代谢，具有防治冠心病、动脉粥样硬化，以及肠癌、前列腺癌和乳腺癌等功效。

（5）榛子含有很高的镁、钙和钾等矿物质，有助于调节血压、预防骨质疏松等。

● 葵花籽有什么营养

葵花籽又名葵瓜子、向日葵子，含有丰富的蛋白质、脂肪、糖类、胡萝卜素、维生素 E、叶酸、钙、铁、锌、硒；还含有膳食纤维、维生素 B_1、维生素 B_2、烟酸、磷脂、植物固醇，以及矿物质钾、钠、镁、磷、锰、铜等。其谷氨酸的含量较高，蛋白质的含量可与大豆、瘦肉、鸡蛋、牛奶媲美。

● 吃葵花籽对健康有什么好处

中医学认为，葵花籽具有平肝明目、降压润肺、驱虫等功效。吃葵花籽对健康有如下好处：

（1）葵花籽含有丰富的微量元素硒和维生素 E，能清除机体代谢产生的自由基，可延缓衰老、增强机体免疫力和防治癌症，还可预防血管硬化、防止胆固醇沉积、减少心血管疾病的发生。

（2）葵花籽含有丰富的不饱和脂肪酸，可预防心血管疾病。

（3）葵花籽含有丰富的叶酸，具有预防巨幼红细胞性贫血和胎儿神经管缺陷的功效，还可促进胎儿和儿童发育。

（4）葵花籽含有较多的钾，有助于机体细胞水和电解质平衡，维持正常血压和心脏功能，可预防心血管疾病，并可增强神经肌肉组织的正常兴奋性。

（5）葵花籽含有磷脂和植物固醇，能抑制胆固醇的吸收，具有降低血清胆固醇、预防动脉粥样硬化和延缓衰老的作用。

● 南瓜籽有什么营养

南瓜籽又称南瓜籽仁，含有丰富的蛋白质、脂肪、维生素 E、β-胡萝卜素、钙、锌、硒；还含有糖类、膳食纤维、植物固醇、豆油酸、维生素 B_1、维生素 B_2、维生素 K、烟酸，以及矿物质钾、钠、镁、磷、铁、锰、铜等。

● 吃南瓜籽对健康有什么好处

中医学认为，南瓜籽具有杀虫催乳、益肾化浊、止咳消肿等功效。吃南瓜籽对健康有如下好处：

（1）南瓜籽含有丰富的维生素和E和β-胡萝卜素等抗氧化剂，可清除自由基、延缓衰老，提高机体免疫力，预防血管硬化、防止胆固醇沉积、减少心血管疾病的发生。

（2）南瓜籽含有丰富的锌，可促进儿童生长发育、增强机体免疫力等。

（3）南瓜籽含有植物固醇，能抑制胆固醇的吸收，降低血清胆固醇，具有防治冠心病、动脉粥样硬化及癌症的作用。

（4）南瓜籽含有丰富的瓜氨酸，可维持身体酸碱平衡，能帮助身体消除疲劳、减轻压力，还可驱除蛔虫、绦虫、姜片吸虫等寄生虫。

（5）南瓜籽含有一种类似性激素的物质，可调节性激素，还可防治前列腺肥大和前列腺癌。

（6）南瓜籽含不饱和脂肪酸，具有降血压和预防动脉粥样硬化的作用。

（7）南瓜籽含有丰富的豆油酸，能滋养脑细胞、清除血管内壁的沉积物、改善脑血液循环，提高脑功能。

● 西瓜籽有什么营养

西瓜籽含有丰富的蛋白质、脂肪、维生素 E、铁和硒；还含有膳食纤维、糖类、维生素 B_1、维生素 B_2、烟酸，以

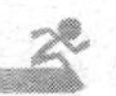

及矿物质钾、钠、钙、镁、磷、锌、锰、铜等。

●吃西瓜籽对健康有什么好处

中医学认为，西瓜籽具有利肺、润肠、止血、健胃等功效。吃西瓜籽对健康有如下好处：

（1）西瓜籽含有丰富的油脂，主要为不饱和脂肪酸，具有降血压、预防动脉粥样硬化以及润肠通便的作用。

（2）西瓜籽含大量的维生素E和微量元素硒，能清除机体代谢产生的自由基，可延缓衰老、增强机体免疫力和防治癌症。

●芝麻有什么营养

芝麻又名胡麻，有白芝麻与黑芝麻之分。芝麻含有丰富的蛋白质、脂肪、维生素E、钙、磷、铁、硒；还含有膳食纤维、胡萝卜素、糖类、维生素B_1、维生素B_2、烟酸、磷脂酰胆碱、芝麻素、芝麻酚，以及矿物质钾、钠、镁、锌、铜、锰等。芝麻含油量高达61.7%。

●吃芝麻对健康有什么好处

中医学认为，芝麻具有填精、益髓、补血、润燥、补肝肾、乌须发等功效。吃芝麻对健康有如下好处：

（1）芝麻含有芝麻素，能调节血脂，保护心血管；保护肝脏；抗病毒、抗细菌；还具有极强的抗氧化作用，能清除机体代谢产生的自由基，可延缓衰老、增强机体免疫力和防治癌症。

（2）芝麻（尤其是黑芝麻）含有丰富的维生素 E 和微量元素硒，可清除自由基、延缓衰老，提高机体免疫力，预防血管硬化、防止胆固醇沉积、减少心血管疾病的发生。

（3）芝麻含有很高的钙，可预防佝偻病和骨质疏松。

（4）芝麻含有丰富的铁，可防治缺铁性贫血，增强体质。

（5）芝麻含有磷脂酰胆碱，能促进肝细胞再生，预防脂肪肝；可降低血清胆固醇，防治动脉粥样硬化、冠心病；促进大脑发育，增强记忆力，延缓衰老，消除疲劳；还有一定的美容作用。

（6）芝麻所含的脂肪大多是不饱和脂肪酸（主要成分是油酸、亚油酸、亚麻酸、花生四烯酸），具有降低血脂的作用，可预防心血管疾病，并可延年益寿。

（7）芝麻所含的芝麻木聚糖，与维生素 E 一样具有抗氧化作用，对防止器官老化、动脉粥样硬化、心肌梗死等有明显的效果。

后 记

很多读者看了此书后会发现每种食物都好，但究竟怎么吃却有点迷茫了。确实，食物各有其营养优势，没有好坏之分。但如何选择食物的种类和数量来搭配膳食，却存在着合理与否的问题。比如肥肉，其主要营养成分是脂肪，还含有胆固醇，对于热能不足或者热能需要较大的人来说，是一种很好的提供热能的食物，但对于热能过剩的人来说，是不应该选择的食物。

《中国居民膳食指南（2007）》（以下简称《指南》）由中国营养学会权威专家在《中国居民膳食指南（1997）》的基础上修订而成。《指南》推出“中国居民平衡膳食宝塔”（见下图），将五大类食物合理搭配，构成符合我国居民营养需要的平衡膳食模式。“膳食宝塔”共分五层，塔顶：烹调油和食盐，每天烹调油不超过 25 克，食盐不超过 6 克；第四层：奶类和豆类食物，每天吃相当于鲜奶 300 克的奶类及奶制品，相当于干豆 30 克～50 克的大豆及制品；第三层：鱼、禽、肉、蛋等动物性食物，每天摄入 125 克～225 克；第二层：蔬菜和水果，每天分别摄入 300 克～500 克和 200

克～400 克；塔底：谷类食物，每天摄入 250 克～400 克。

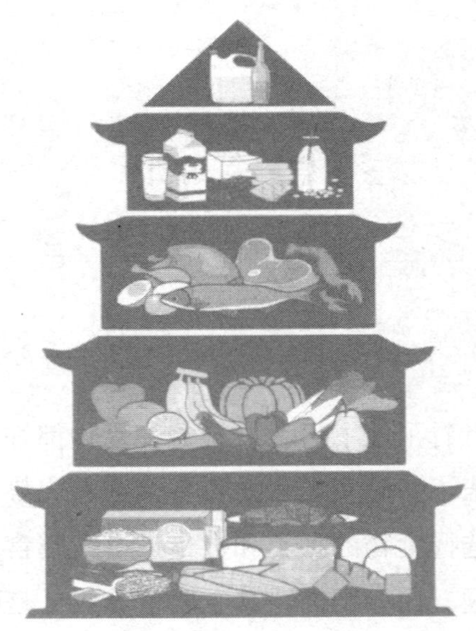

中国居民平衡膳食宝塔

专家建议，应用“膳食宝塔”可把营养与美味结合起来，按照同类互换、多种多样的原则调配一日三餐。同类互换就是以粮换粮、以豆换豆、以肉换肉。

近年来，我国城乡居民主食消费呈明显下降趋势，肥胖和糖尿病发病率明显上升。有人认为，吃糖类（碳水化合物）食物，如米饭、面制品、马铃薯等容易使人发胖。《指南》指出，导致肥胖的真正原因是多吃少动的生活方式造成的热能过剩。

《指南》推荐我国成年人每天吃蔬菜 300 克～500 克，“深色蔬菜”最好约占一半。深色蔬菜指深绿色、红色、橘红色、紫红色蔬菜，它们富含胡萝卜素，是中国居民维生素 A 的主要来源。尽管蔬菜和水果在营养成分方面有很多相似之处，但它们不能相互替换。《指南》提醒，蔬菜品种远多于水果，而且多数蔬菜的维生素、矿物质、膳食纤维和植物化学物质含量高于水果，故推荐“每餐有蔬菜，每日吃水果”。

一、一般人群膳食指南

一般人群膳食指南适合于6岁以上的正常人群。

1. 食物多样，谷类为主，粗细搭配

人类的食物是多种多样的。各种食物所含的营养成分不完全相同，每种食物都至少可提供一种营养物质。平衡膳食必须由多种食物组成，才能满足人体各种营养需求，达到合理营养、促进健康的目的。

谷类食物是中国传统膳食的主体，是人体热能的主要来源。谷类包括米、面、杂粮，主要提供糖类、蛋白质、膳食纤维及B族维生素。坚持谷类为主是为了保持我国膳食的良好传统，避免高热能、高脂肪和低糖类膳食的弊端。人们应保持每天适量的谷类食物摄入，一般成年人每天摄入250克～400克为宜。另外要注意粗细搭配，经常吃一些粗粮、杂粮和全谷类食物。稻米、小麦不要研磨得太精，以免所含维生素、矿物质和膳食纤维流失。

2. 多吃蔬菜、水果和薯类

新鲜蔬菜、水果是人类平衡膳食的重要组成部分，也是我国传统膳食重要特点之一。蔬菜、水果热能低，是维生素、矿物质、膳食纤维和植物化学物质的重要来源。薯类含有丰富的淀粉、膳食纤维以及多种维生素和矿物质。富含蔬菜、水果和薯类的膳食对保持身体健康，保持肠道正常功能，提高免疫力，降低患肥胖、糖尿病、高血压等慢性疾病风险具有重要作用。推荐我国成年人每天吃蔬菜300克～500克，水果200克～400克，并注意增加薯类的摄入。

3. 每天吃奶类、大豆或其制品

奶类营养成分齐全，组成比例适宜，容易消化吸收。奶类除含丰富的优质蛋白质和维生素外，含钙量较高，且利用率也很高，是膳食钙质的极好来源。各年龄人群适当多饮奶有利于骨健康，建议每人每天平均饮奶300毫升。饮奶量多或有高血脂和肥胖倾向者应选择低脂、脱脂奶。

大豆含丰富的优质蛋白质、必需脂肪酸、多种维生素和膳食纤维，且含有磷脂、低聚糖，以及异黄酮、植物固醇等多种植物化学物质。应适当多吃大豆及其制品，建议每人每天摄入30克～50克大豆或相当量的豆制品。

4. 常吃适量的鱼、禽、蛋和瘦肉

鱼、禽、蛋和瘦肉均属于动物性食物，是人类优质蛋白质、脂类、脂溶性维生素、B族维生素和矿物质的良好来源，是平衡膳食的重要组成部分。瘦畜肉铁含量高且利用率好。鱼类脂肪含量一般较低，且含有较多的多不饱和脂肪酸；禽类脂肪含量也较低，且不饱和脂肪酸含量较高；蛋类富含优质蛋白质，各种营养成分比较齐全，是很经济的优质蛋白质来源。

目前我国部分城市居民食用动物性食物较多，尤其是食入的猪肉过多。应适当多吃鱼、禽肉，减少猪肉等红肉的摄入。动物性食物一般都含有一定量的饱和脂肪酸和胆固醇，摄入过多可能增加患心血管疾病的危险性。

5. 减少烹调油用量，吃清淡少盐膳食

脂肪是人体热能的重要来源之一，并可提供必需脂肪酸，还有利于脂溶性维生素的消化吸收，但是脂肪摄入过多是引起肥胖、高血脂、动脉粥样硬化等多种慢性疾病的危险因素之一。膳食盐的摄入量过高与高血压的患病率密切相关。食用油和食盐摄入过多是我国城乡居民共同存在的营养问题。为此，建议我国居民应养成吃清淡少盐膳食的习惯，即膳食不要太油腻，不要太咸，不要摄食过多的动物性食物和油炸、烟熏、腌制食物。

6. 食不过量，天天运动，保持健康体重

进食量和运动是保持健康体重的两个主要因素，食物提供人体热能，运动消耗热能。如果进食量过大而运动量不足，多余的热能就会在体内以脂肪的形式积存下来，增加体重，造成超重或肥胖；相反若食量不足，可由于热能不足引起体重过低或消瘦。正常生理状态下，食欲可以有效控制进食量，不过有些人食欲调节不敏感，满足食欲的进食量常常超过实际需要。食不过量对他们意味着少吃几口，不要每顿饭都吃到十成饱。由于生活方式的改变，人们的身体活动减少，目前我国大多数成年人体力活动不足或缺乏体育锻炼，应改变久坐少动的不良生活方式，养成天天运动的习惯，坚持每天多做一些消耗热能的活动。

7. 三餐分配要合理，零食要适当

合理安排一日三餐的时间及食量，进餐定时定量。早餐提供的热能应占全天总热能的 25%～30%，午餐应占 30%～40%，晚餐应占 30%～40%，可根据职业、劳动强度和生活习惯进行适当调整。要天天吃早餐并保证其营养充足，午餐要吃好，晚餐要适量。不暴饮暴食，不经常在外就餐。零食作为一日三餐之外的营养补充，可以合理选用，但来自零食的热能应计入全天热能摄入之中。

8. 每天足量饮水，合理选择饮料

水是膳食的重要组成部分，是一切生命必需的物质，在生命活动中发挥着重要功能。体内水的来源有饮水、食物中含的水和体内代谢产生的水。水的排出主要通过肾脏，以尿液的形式排出，其次是经肺呼出、经皮肤和随粪便排出。进入体内的水和排出来的水基本相等，处于动态平衡。饮水不足或过多都会对人体健康带来危害。饮水应少量多次，要主动，不要感到口渴时再喝水。饮水最好选择白开水。

饮料多种多样，需要合理选择，如乳饮料和纯果汁饮料含有一定量的营养素和有益膳食成分，适量饮用可以作为膳食的补充。有些饮料添加了一定的矿物质和维生素，适合热天户外活动和运动后饮用。有些饮料只含糖和香精香料，营养价值不高。有些人尤其是儿童和青少年，每天喝大量含糖的饮料代替喝水，是一种不健康的习惯，应当改正。

9. 如饮酒应限量

在节假日、喜庆和交际的场合，人们饮酒是一种习俗。高度酒含热能高，白酒基本上是纯热能食物，不含其他营养素。无节制的饮酒，会使食欲下降，食物摄入量减少，以至发生多种营养素缺乏、急慢性酒精中毒、酒精性脂肪肝，严重时还会造成酒精性肝硬化。过量饮酒还会增加患高血压、脑卒中（中风）等疾病的危险；并可导致事故及暴力的增加，对个人健康和社会安定都是有害的，应该严禁酗酒。另外，饮酒还会增加患某些癌症的危险。若饮酒尽可能饮用低度酒，并控制在适当的限量以下，建议成年男性一天饮用酒的酒精量不超过25克，成年女性一天饮用酒的酒精量不超过15克。孕妇和儿童、青少年应忌酒。

10. 吃新鲜卫生的食物

食物放置时间过长就会引起变质，可能产生对人体有毒有害的物质。另外，食物中还可能含有或混入各种有害因素，如致病微生物、寄生虫和有毒化学物质等。吃新鲜卫生的食物是防止食源性疾病、实现食品安全的根本措施。正确采购食物是保证食物新鲜卫生的第一关。烟熏食品及有些加色食品可能含有苯并(α)芘或亚硝胺等有害成分，不宜多吃。食物合理储藏可以保持新鲜，避免受到污染。高温加热能杀灭食物中大部分微生物，延长保存时间；冷藏温度常为4摄氏度～8摄氏度，只适于短期贮藏；而冻藏温度低达－12摄氏度～－23摄氏度，可保持食物新鲜，适于长期贮藏。烹调加工过程是保证食物卫生安全的一个重要环节。需要注意保持良好的个人卫生以及食物加工环境和用具的洁净，避免食物烹调时的交叉污染。食物腌制要注意加足食盐，避免高温环境。有一些动物或植物性食物含有天然毒素，为了避免误食中毒，一方面需要学会鉴别这些食物，另一方面应了解对不同食物去除毒素的具体方法。

二、特定人群膳食指南

（一）中国孕期妇女和哺乳期妇女膳食指南

1. 孕前期妇女膳食指南

（1）多摄入富含叶酸的食物或补充叶酸；

（2）常吃含铁丰富的食物；

（3）保证摄入加碘食盐，适当增加海产品的摄入；

（4）戒烟、禁酒。

2. 孕早期妇女膳食指南

（1）膳食清淡、适口；

（2）少食多餐；

（3）保证摄入足量富含糖类的食物；

（4）多摄入富含叶酸的食物或补充叶酸；

（5）戒烟、禁酒。

3. 孕中、末期妇女膳食指南

（1）适当增加鱼、禽、蛋、瘦肉、海产品的摄入；

（2）适当增加奶类的摄入；

（3）常吃含铁丰富的食物；

（4）适量身体活动，维持体重的适宜增长；

（5）禁烟戒酒，少吃刺激性食物。

4. 哺乳期妇女膳食指南

（1）增加鱼、禽、蛋、瘦肉及海产品的摄入；

（2）适当增加奶类，多喝汤水；

（3）产褥期食物多样，不过量；

（4）忌烟酒，避免喝浓茶和咖啡；

（5）科学活动和锻炼，保持健康体重。

（二）中国婴幼儿及学龄前儿童膳食指南

1．0 个月～6 个月婴儿喂养指南

（1）纯母乳喂养；

（2）产后尽早开奶，初乳营养最好；

（3）尽早抱婴儿到户外活动或适当补充维生素 D；

（4）给新生儿和 1 个月～6 个月婴儿及时补充适量维生素 K；

（5）不能用纯母乳喂养时，宜首选婴儿配方食品喂养；

（6）定期监测生长发育状态。

2．6 个月～12 个月婴儿喂养指南

（1）奶类优先，继续母乳喂养；

（2）及时合理添加辅食；

（3）尝试多种多样的食物，膳食少糖、无盐、不加调味品；

（4）逐渐让婴儿自己进食，培养良好的进食行为；

（5）定期监测生长发育状态；

（6）注意饮食卫生。

3．1 岁～3 岁幼儿喂养指南

（1）继续给予母乳喂养或其乳制品，逐步过渡到食物多样；

（2）选择营养丰富、易消化的食物；

（3）采用适宜的烹调方式，单独加工制作膳食；

（4）在良好的环境下规律进餐，重视良好饮食习惯的培养；

（5）鼓励幼儿多做户外游戏与活动，合理安排零食，避

免过瘦与肥胖；

（6）每天足量饮水，少喝含糖高的饮料；

（7）定期监测生长发育状态；

（8）确保饮食卫生，严格餐具消毒。

4. 学龄前儿童膳食指南

（1）食物多样，谷类为主；

（2）多吃新鲜蔬菜和水果；

（3）经常吃适量的鱼、禽、蛋、瘦肉；

（4）每天饮奶，常吃大豆及其制品；

（5）膳食清淡少盐，正确选择零食，保证正常体重增长；

（6）食量与体力活动要平衡，保证体重正常增长；

（7）不挑食、不偏食，培养良好的饮食习惯；

（8）吃清洁卫生、未变质的食物。

（三）中国少年儿童膳食指南

（1）三餐定时定量，保证吃好早餐，避免盲目节食；

（2）吃富含铁和维生素C的食物；

（3）每天进行充足的户外运动；

（4）不抽烟、不饮酒。

（四）中国老年人膳食指南

（1）食物要粗细搭配、松软、易于消化吸收；

（2）合理安排饮食，提高生活质量；

（3）重视预防营养不良和贫血；

（4）多做户外活动，维持健康体重。